全国中医药行业高等教育"十四五"规划教材
全国高等中医药院校规划教材（第十一版）配套用书

内科学习题集

（第二版）

（供中医学、针灸推拿学、中西医临床医学、护理学等专业用）

主 编 潘 涛（南京中医药大学）
　　　　戴爱国（湖南中医药大学）

中国中医药出版社

·北 京·

图书在版编目（CIP）数据

内科学习题集/潘涛，戴爱国主编. —2 版. —北京：
中国中医药出版社，2022.12（2024.5重印）
全国中医药行业高等教育"十四五"规划教材配套用书
ISBN 978-7-5132-7730-3

Ⅰ.①内…　Ⅱ.①潘…②戴…　Ⅲ.①内科学-中医
学院-习题集　Ⅳ.①R5-44

中国版本图书馆 CIP 数据核字（2022）第 142426 号

中国中医药出版社出版

北京经济技术开发区科创十三街 31 号院二区 8 号楼
邮政编码　100176
传真　010-64405721
三河市同力彩印有限公司印刷
各地新华书店经销

开本 787×1092　1/16　印张 12　字数 265千字
2022 年 12 月第 2 版　2024 年 5 月第 2 次印刷
书号　ISBN 978-7-5132-7730-3

定价　46.00 元
网址　www.cptcm.com

服 务 热 线　010-64405510　　微信服务号　zgzyycbs
购 书 热 线　010-89535836　　微商城网址　https://kdt.im/LIdUGr
维 权 打 假　010-64405753　　天猫旗舰店网址　https://zgzyycbs.tmall.com

如有印装质量问题请与本社出版部联系（010-64405510）

全国中医药行业高等教育"十四五"规划教材
全国高等中医药院校规划教材（第十一版）配套用书

《内科学习题集》编委会

主　　编　　潘　涛（南京中医药大学）

　　　　　　戴爱国（湖南中医药大学）

副 主 编　　付　滨（天津中医药大学）

　　　　　　张　泉（成都中医药大学）

　　　　　　房　莉（长春中医药大学）

　　　　　　杜正光（首都医科大学）

　　　　　　佟　颖（黑龙江中医药大学）

编　　委　　（以姓氏笔画为序）

　　　　　　王　沛（南京中医药大学）

　　　　　　王　骏（成都中医药大学）

　　　　　　文红艳（湖南中医药大学）

　　　　　　司秋菊（河北中医学院）

　　　　　　刘　彤（辽宁中医药大学）

　　　　　　刘丽杰（北京中医药大学）

　　　　　　李志刚（河南中医药大学）

　　　　　　李征锋（江西中医药大学）

　　　　　　吴玉涛（云南中医药大学）

　　　　　　吴晓勇（贵州中医药大学）

　　　　　　宋丽娟（山西中医药大学）

　　　　　　陆敬平（南京中医药大学）

　　　　　　陈　斌（广州中医药大学）

　　　　　　呼永华（甘肃中医药大学）

　　　　　　郑　艳（南京中医药大学）

　　　　　　赵　卿（上海中医药大学）

胡运莲（湖北中医药大学）

徐　毅（浙江中医药大学）

高燕鲁（山东中医药大学）

曾　亮（南京中医药大学）

学术秘书　刘丽娜（南京中医药大学）

文红艳（湖南中医药大学）

编写说明

内科学作为各临床专业学生的专业主干课程，是后期教与学的重要临床课程，也是培养学生良好临床思维的重要课程。要学好内科学，必须理论结合临床实践，在理论学习过程中，应该先对疾病有系统而全面的认识，再结合临床见习、实习，将理论知识逐步转化为临床实践能力。

在内科学课程的理论学习过程中，除了按照常规的教学过程完成学习以外，适当结合习题进行重点知识的强化与复习，是非常重要的学习方法；同时，通过习题练习还可进行学习成效的自我评价，找出存在的不足及薄弱环节，进行有目的、有针对性的复习与补充，可以获得事半功倍的学习效果。

《内科学习题集》是"全国中医药行业高等教育'十四五'规划教材"《内科学》的配套用书，其编写基于"十四五"规划教材所覆盖的内科范畴的常见病与多发病，同时也覆盖了国家中医执业医师资格考试大纲所要求的疾病，试题所指向的知识点，力求突出对疾病学习的重点与难点的强化与考核，在试题的命制编写过程中，根据每个知识点的特点选择不同的题型，以达到较好的复习与测试效果，并通过案例型试题培养与训练学生的临床思维能力。同时，通过习题的练习，可以提高学生自身的答题技巧与应考能力，最终实现以题助教、以题助学的目的。对于教师来说，通过习题集的使用，可以规范试题的命制，开拓命题思路，举一反三，提高对课程考核的客观性及有效性，并可以通过测试结果进行教学反思，找出教学中的薄弱环节，加以改进。

该习题集以《内科学》教材的"篇"为模块进行编写，每个系统疾病为一个单元，根据教材的内容及疾病的特点，分别命制 A1 型、A2 型、A3 型、B1 型题及 X 型题，构成习题的客观试题部分，用名词解释、简答题、论述题及案例分析题，组成习题的主观试题部分。①A1 型题：为简单句型最佳选择题，重点考核疾病的一些重要的、关键的、单一的知识点，简明扼要地提出问题，设置 5 个具有相互干扰作用的备选答案，从中选出最佳答案，主要考察对单个知识点的掌握情况。②A2 型题：为病例摘要型最佳选择题，针对一段简要案例提出问题，设置 5 个具有相互干扰作用的备选答案，从中选出最佳答案，考察分析临床问题及做出判断的能力。③A3型题：为病例组型最佳选择题，针对临床实际工作情景提出2~3个相互独立但又在同一主线下的问题，每个问题设置5个具有相互干扰作用的备选答案，从中选出最佳答案，考察综合临床能力。④B1型题：为成组出现的简单句型最佳选择题，重点考核疾病的一些关键的、单一的、重要的知识点，简明扼要地提出问题，设置5个具有相互干扰作用的备选答案，本组试题均从中选出最佳答案，最佳答案可以被重复选择，主要考察对单个知识点的精准掌握情况，所考察的知识点具有一定的相似性及互相干扰作用。⑤X型题：为多项选择题，简明扼要地提出问题，设置5个具有相关性的备选答案，从中选出2个或2个以上的所有正确答案，重点考核对某一知识点掌握的完整性。⑥名词解释：出现在教材中的一些基本的或重要的概念，可以考察对疾病的基本概念、并发症及一些特殊临床类型、综合征的认识与掌握情况，以引起临床重视并能够及时识别。⑦简答题：通过提纲挈领地回答问题，考察对疾病的临床症候群、诊断要点、治疗原则等学习内容的掌握情况。⑧论述题：需要结合教材有关疾病的理论知识及对相关知识的个人认知，通过总结归纳回答问题，考察对疾病的临床诊断思维及诊断过程的掌握情况，疾病的鉴别诊断能力，对疾病的并发症、综合防治措施的掌握情况等。⑨案例分析题：借助一个真实世界的典型案例，通过阅读分析进行临床思维，完成疾病的诊断、鉴别诊断、进一步检查项目的选择，并结合当前病史制定治疗原则及诊疗计划，以考察学生的独立综合临床能力。

各篇习题之后均附有答案和部分试题答题要点，以便学习者及时了解学习掌握情况。在习题集的最后编制了两套内科学课程考试试卷，分别为长学制班级（八年制及九年制）与五年制本科的期末考试模拟试卷，方便学生在课程考试前进行自我模拟测试，也为教师命制试卷的题型、考点分布、难易度等方面提供一定的参考。

虽然在编制过程中，我们尽量覆盖所有疾病，但因每个疾病的特点不一样，题量略有轻重多少的区分。尽管精益求精，尽心尽力，书中仍难免有不当之处，敬请使用的师生及关心本习题集的各位专家、同道提出宝贵意见，以便再版时修订完善。

《内科学习题集》编委会
2022年6月

目 录

第一篇 呼吸系统疾病 ▷▷▷▷

一、A1 型题

1. 慢性支气管炎最主要的发病因素是(　　　)
   - A. 吸烟
   - B. 职业性因素
   - C. 空气污染
   - D. 呼吸道感染
   - E. 过敏因素

2. 下列各项，**不属于**慢性支气管炎病理生理改变的是(　　　)
   - A. 气道阻力增加
   - B. 最大通气量降低
   - C. 最大呼气中期流速降低
   - D. 残气量增加
   - E. 肺活量降低

3. 下列各项，**不属于**慢性支气管炎与支气管哮喘鉴别要点的是(　　　)
   - A. 发病年龄
   - B. 家族史
   - C. 血液一般检查结果
   - D. 抗生素治疗疗效
   - E. 支气管激发试验

4. 慢性阻塞性肺疾病最重要的环境致病因素是(　　　)
   - A. 社会经济地位
   - B. 职业粉尘
   - C. 感染因素
   - D. 空气污染
   - E. 吸烟

5. 慢性阻塞性肺疾病患者的典型症状是(　　　)
   - A. 慢性反复咳嗽
   - B. 咳白色泡沫样痰
   - C. 气短及呼吸困难
   - D. 喘息及胸闷
   - E. 心悸与乏力

6. 诊断慢性阻塞性肺疾病与评估其病情严重程度的基础条件是(　　　)
   - A. 患病高危因素
   - B. 临床症状
   - C. 肺部体征
   - D. 动脉血氧饱和度
   - E. $FEV_1/FVC < 70\%$

7. 患者由慢性阻塞性肺疾病进展为慢性肺心病最重要的病理因素是(　　　)
   - A. 反复肺部感染
   - B. 肺动脉高压
   - C. 肺大泡形成
   - D. 肺小动脉炎
   - E. 继发性红细胞增多

8. 提示慢性阻塞性肺疾病已进展为慢性肺心病的临床表现是(　　　)

A. P$_2$亢强   B. 频发房性早搏

C. 双肺湿啰音   D. 病程超过 15 年

E. 下肢水肿

9. 慢性阻塞性肺疾病出现主要病理改变的部位是(　　)

 A. 小气道平滑肌   B. 支气管黏膜及其周围组织

 C. 支气管黏液腺   D. 肺泡壁毛细血管

 E. 肺间质

10. 慢性肺心病急性加重最常见的诱因是(　　)

 A. 急性呼吸道感染   B. 接触致敏原

 C. 过度疲劳   D. 摄盐过多

 E. 吸烟

11. 慢性阻塞性肺疾病患者缓解期需要长期氧疗的指征是(　　)

 A. PaO$_2$≤55mmHg   B. PaCO$_2$>65mmHg

 C. SaO$_2$<90%   D. 红细胞比积>45%

 E. 肺动脉压>25mmHg

12. 慢性阻塞性肺疾病急性加重期控制性氧疗应达到的满意的氧合水平是(　　)

 A. PaO$_2$>45mmHg，SaO$_2$>75%   B. PaO$_2$>50mmHg，SaO$_2$>80%

 C. PaO$_2$>55mmHg，SaO$_2$>85%   D. PaO$_2$>60mmHg，SaO$_2$>90%

 E. PaO$_2$>65mmHg，SaO$_2$>95%

13. 慢性肺心病肺动脉高压形成的主要因素是(　　)

 A. 肺血管重塑   B. 高碳酸血症

 C. 呼吸中枢功能异常   D. 长期缺氧

 E. 血容量及血液黏滞度增加

14. 慢性肺心病的首要死亡原因是(　　)

 A. 严重酸碱失衡   B. 严重电解质紊乱

 C. 并发心律失常   D. 并发消化道大量出血

 E. 并发肺性脑病

15. 慢性肺心病患者应减量使用洋地黄类强心剂的原因是(　　)

 A. 缺氧等因素导致易发生洋地黄中毒

 B. 尿量减少导致洋地黄排泄减少

 C. 右心衰竭对洋地黄需要量低

 D. 多重用药的影响

 E. 患者多有吸烟史

16. 使用不当可导致慢性肺心病进入急性加重期的药物是(　　)

 A. 镇静剂   B. 祛痰剂

 C. 解痉平喘药   D. 呼吸兴奋剂

E. 抗生素

17. 慢性肺心病稳定期呼吸康复治疗的核心内容是( )

    A. 规律的运动训练　　　　　　　B. 戒烟

    C. 接种疫苗　　　　　　　　　　D. 应用支气管扩张剂

    E. 耐寒锻炼

18. 肺栓塞最常见的栓子来源是( )

    A. 盆腔静脉血栓　　　　　　　　B. 下肢深静脉血栓

    C. 脂肪栓　　　　　　　　　　　D. 转移性癌栓

    E. 心房附壁血栓

19. 下列肺栓塞危险因素中，**不属于**血液高凝因素的是( )

    A. 中心静脉置管　　　　　　　　B. 患有恶性肿瘤

    C. 口服避孕药　　　　　　　　　D. 患有炎症性肠病

    E. 植入人工假体

20. PTE 三联征的具体表现是( )

    A. 呼吸困难、胸痛、晕厥　　　　B. 呼吸困难、咯血、晕厥

    C. 晕厥、胸痛、咯血　　　　　　D. 呼吸困难、胸痛、咯血

    E. 胸痛、咯血、心悸

21. 目前诊断 PTE 的金标准是( )

    A. 血浆 D－二聚体检测　　　　　B. 放射性核素检查

    C. 超声心动图检查　　　　　　　D. 肺动脉造影

    E. 动脉血气分析

22. 目前认为支气管哮喘最重要的发病机制是( )

    A. 变态反应　　　　　　　　　　B. 慢性气道炎症

    C. 神经－受体失衡　　　　　　　D. 遗传性气道高反应性

    E. 呼吸道结构发育异常

23. 下列表现中，提示哮喘患者病情危急的是( )

    A. 血压下降、奇脉　　　　　　　B. 发绀、端坐呼吸

    C. 烦躁不安、多汗　　　　　　　D. 两肺哮鸣音突然减弱或消失

    E. 胸廓饱满，叩诊呈过清音

24. 危重哮喘患者肺部哮鸣音突然减弱或消失的原因是( )

    A. 支气管痉挛被解除　　　　　　B. 支气管高度狭窄或痰栓堵塞

    C. 出现呼吸肌麻痹　　　　　　　D. 支气管内大量痰液被清除

    E. 合并自发性气胸

25. 可作为评估支气管哮喘控制水平指标的是( )

    A. 外周血嗜酸粒细胞计数　　　　B. 呼出气一氧化氮测定

    C. 动脉血气分析　　　　　　　　D. 支气管激发试验

E. 免疫学指标

26. 尤其适用于夜间哮喘及多痰的哮喘患者的支气管扩张剂是( )
    A. 短效 - 迟效 β_2 受体激动剂　　B. 抗胆碱能药
    C. 白三烯调节剂　　　　　　　　D. 吸入型糖皮质激素
    E. 钙通道阻滞剂

27. 支气管哮喘重度发作时，提示病情进一步恶化的临床表现是( )
    A. 持续性咳嗽　　　　　　　　　B. 呼吸浅快
    C. 咳大量稀薄痰液　　　　　　　D. 哮鸣音减弱或消失
    E. 窦性心动过速

28. 控制支气管哮喘反复发作首选的药物是( )
    A. 吸入型 β_2 受体激动剂　　　B. 抗胆碱能药
    C. 白三烯调节剂　　　　　　　　D. 吸入型糖皮质激素
    E. 茶碱类

29. 快速有效控制支气管哮喘症状的药物是( )
    A. 茶碱控释片　　　　　　　　　B. 美托洛尔
    C. 喘定片　　　　　　　　　　　D. 沙丁胺醇
    E. 二丙酸倍氯米松

30. 未接受机械通气治疗的患者，判断新发生的肺炎为院内获得性肺炎的时间要求是( )
    A. 入院 6 小时内　　　　　　　　B. 入院 12 小时内
    C. 入院 24 小时内　　　　　　　 D. 入院 48 小时后
    E. 入院 72 小时后

31. 在院内获得性肺炎中明显增多的病原体是( )
    A. 支原体　　　　　　　　　　　B. 革兰阴性杆菌
    C. 病毒　　　　　　　　　　　　D. 革兰阳性球菌
    E. 真菌

32. 肺炎链球菌肺炎患者出现铁锈色痰的原因是( )
    A. 大量红细胞渗出破坏　　　　　B. 大量白细胞坏死
    C. 大量血小板渗出　　　　　　　D. 肺炎链球菌坏死
    E. 肺组织细胞被破坏

33. 典型肺炎链球菌肺炎的痰液性状是( )
    A. 血性黏液痰　　　　　　　　　B. 脓性痰
    C. 铁锈色痰　　　　　　　　　　D. 白色泡沫样痰
    E. 脓臭痰

34. 治疗肺炎链球菌肺炎，停用抗生素的指征是( )
    A. 体温降至正常后 3～5 天　　　 B. 痰培养 （-）

C. 血培养（－）　　　　　　　　　　D. X 线检查提示炎症完全吸收

E. 外周血白细胞计数降到正常范围

35. 肺炎支原体肺炎患者咳嗽症状的特点是(　　)

A. 连续性干咳　　　　　　　　　　B. 阵发性干咳

C. 晨起、夜间咳嗽　　　　　　　　D. 偶然咳嗽

E. 阵发性刺激性呛咳

36. 肺炎支原体肺炎胸部 X 线检查的表现，**错误**的是(　　)

A. 多形态浸润影　　　　　　　　　B. 呈叶段分布

C. 肺下野多见　　　　　　　　　　D. 可从肺门向外伸展

E. 3～4 周后可自行消散

37. 用于肺炎支原体肺炎早期快速诊断的方法是(　　)

A. 痰培养　　　　　　　　　　　　B. 血培养

C. X 线胸片　　　　　　　　　　　D. 血清学检查

E. 呼吸道标本抗体检测

38. 治疗肺炎支原体肺炎首选的抗生素是(　　)

A. 氨基糖苷类　　　　　　　　　　B. 青霉素类

C. 大环内酯类　　　　　　　　　　D. 头孢菌素类

E. 氟喹诺酮类

39. 支气管扩张症最常见的病因是(　　)

A. 肺结核　　　　　　　　　　　　B. 肺曲菌病

C. 慢性支气管炎　　　　　　　　　D. 系统性红斑狼疮

E. 婴幼儿期呼吸道感染

40. 诊断支气管扩张症的主要方法是(　　)

A. 胸部高分辨率 CT　　　　　　　B. 支气管碘油造影

C. 胸部 X 线平片　　　　　　　　D. 肺穿刺组织活检

E. 支气管镜

41. 下列各项，不属于肺结核易感染群的是(　　)

A. 老年人与婴幼儿　　　　　　　　B. HIV 感染者

C. 长期使用糖皮质激素者　　　　　D. 冠心病患者

E. 糖尿病患者

42. 肺结核化学药物治疗的原则，**错误**的是(　　)

A. 早期　　　　　　　　　　　　　B. 足量

C. 联合　　　　　　　　　　　　　D. 全程

E. 规律

43. 原发性肺癌恶性肿瘤细胞的起源部位是(　　)

A. 肺泡组织　　　　　　　　　　　B. 支气管平滑肌

  C. 肺间质组织   D. 支气管黏膜

  E. 支气管腺体组织

44. 中央型肺癌生长的部位是( )

  A. 叶以下支气管   B. 段以上支气管

  C. 肺门   D. 肺泡

  E. 左右主支气管

45. 属于周围型肺癌的临床特点是( )

  A. 以腺癌多见   B. 生长在段以上支气管

  C. 远期存活率高   D. 支气管镜确诊率高

  E. 约占肺癌的 3/4

46. 原发性肺癌压迫喉返神经可引起的表现是( )

  A. 声音嘶哑   B. 失音

  C. 喘鸣音   D. 呼吸困难

  E. 刺激性干咳

47. 下列各项，**不属于**原发性肺癌非转移性胸外表现的是( )

  A. 声音嘶哑   B. 杵状指

  C. 肥大性骨关节病   D. 重症肌无力

  E. 栓塞性静脉炎

48. 下列各项，作为原发性肺癌常规检查的项目是( )

  A. 痰脱落细胞检查   B. 肺 CT

  C. 支气管镜   D. 肺针吸组织活检

  E. 胸膜活检

49. 中央型肺癌最常见的组织学类型是( )

  A. 腺癌   B. 腺鳞癌

  C. 肺泡细胞癌   D. 大细胞未分化癌

  E. 鳞状上皮细胞癌

50. 易引起霍纳综合征（Horner's syndrome）的恶性肿瘤是( )

  A. 中央型肺癌   B. 进展期胃癌

  C. 肺上沟癌   D. 甲状腺癌

  E. 食管癌

51. **不属于**原发性肺癌原发肿瘤引起的表现是( )

  A. 刺激性干咳   B. 胸闷气急

  C. 大咯血   D. 局限性喘鸣

  E. 胸痛

52. 对化疗最敏感的原发性肺癌的组织学类型是( )

  A. 鳞状上皮癌   B. 类癌

  C. 腺癌   D. 小细胞肺癌

  E. 大细胞肺癌

53. 下列疾病中，常引起Ⅱ型呼吸衰竭的是（　　）

  A. 重症肺炎   B. 特发性间质性肺炎

  C. 原发性肺癌   D. 慢性阻塞性肺疾病

  E. 急性肺栓塞

54. 慢性呼吸衰竭出现呼吸性酸中毒合并代谢性碱中毒常见的原因是（　　）

  A. 过度使用抗生素   B. 过多过快利尿

  C. 过度通气   D. 应用机械辅助通气

  E. 应用镇静剂

55. 慢性呼吸衰竭最常见的酸碱失衡类型是（　　）

  A. 呼吸性碱中毒   B. 呼吸性酸中毒

  C. 代谢性碱中毒   D. 代谢性酸中毒

  E. 复合型酸碱失衡

二、A2 型题

1. 患者，男，67 岁。慢性咳嗽病史 12 年，近 2 年来咳嗽加重，且无明显季节性，伴活动后气短、胸闷等。应考虑的诊断是（　　）

  A. 慢性阻塞性肺疾病   B. 慢性肺心病

  C. 支气管哮喘   D. 间质性肺炎

  E. 支气管扩张症

2. 患者有反复慢性咳嗽、咳痰病史数年，每年冬季发作，查体呈桶状胸，肺部叩诊呈过清音，心浊音界缩小，双肺呼吸音减弱。肺功能检查示 50% ≤FEV$_1$占正常预计值% <80% 。其病情严重程度分级是（　　）

  A. 不能分级   B. Ⅰ级

  C. Ⅱ级   D. Ⅲ级

  E. Ⅳ级

3. 患者，男，67 岁。慢性肺心病病史 6 年，受凉后原有症状明显加重，2 天前因出现睡眠障碍自服地西泮 2 片，随后出现精神恍惚，烦躁不安。应首先考虑的诊断是（　　）

  A. 脑梗死   B. 心律失常

  C. 肺性脑病   D. 感染性休克

  E. 酸碱平衡失调

4. 患者，女，87 岁。慢性阻塞性肺疾病病史 20 余年，近来因咳、痰、喘加重就诊。查体：剑突下可触及心脏搏动，P$_2$亢强。其诊断是（　　）

  A. 慢性阻塞性肺疾病合并支气管肺炎

    B. 慢性阻塞性肺疾病合并支气管扩张症

    C. 慢性阻塞性肺疾病合并冠心病

    D. 慢性阻塞性肺疾病合并慢性肺心病

    E. 慢性阻塞性肺疾病急性加重

5. 患者，男，71 岁。慢性肺心病病史 5 年，受凉后出现咳嗽、咳痰加重，痰量较多，呈黏液脓性痰，伴气喘加重，下肢轻度浮肿，体温不高。当前关键的治疗措施是(　　)

    A. 控制肺部感染　　　　　　　　B. 解痉平喘

    C. 氧疗　　　　　　　　　　　　D. 应用利尿剂

    E. 使用洋地黄类强心剂

6. 患者，男，61 岁。慢性阻塞性肺疾病病史 10 余年，近 3 年来反复出现双下肢浮肿，3 天前受凉后病情加重，随后出现神志恍惚、不思饮食、口唇发绀。为明确患者是否发生呼吸衰竭，最有意义的辅助检查是(　　)

    A. 动脉血气分析　　　　　　　　B. 肝肾功能及电解质检测

    C. 肺功能检测　　　　　　　　　D. 胸部 CT

    E. 血液流变学检查

7. 患者，男，16 岁。闻到异常气味后突然出现鼻痒、打喷嚏，继之出现带哮鸣音的呼气性呼吸困难，喉中有哮鸣音，既往史不详。应首先考虑的诊断是(　　)

    A. 喘息型慢性支气管炎　　　　　B. 心源性哮喘

    C. 过敏性鼻炎　　　　　　　　　D. 支气管哮喘

    E. 支气管扩张症

8. 患者，女，16 岁。自幼有支气管哮喘病史，1 小时前吸入刺激性气体后再发哮喘就诊。该患者肺部可出现的支持诊断的体征是(　　)

    A. 肺部可闻及支气管呼吸音　　　B. 双肺呼吸音减弱

    C. 双肺叩诊呈过清音　　　　　　D. 窦性心动过速

    E. 双肺底可闻及细湿啰音

9. 患者，男，27 岁。平素健康，近来工作疲劳，下班回家途中淋雨，数小时后出现寒战、发热，伴咳嗽、咳痰、右侧胸痛，听诊右肺下部呼吸音减低，可闻及支气管呼吸音。应首先考虑的诊断是(　　)

    A. 肺炎链球菌肺炎　　　　　　　B. 支原体肺炎

    C. 浸润性肺结核　　　　　　　　D. 支气管扩张症

    E. 急性肺脓肿

10. 患者，男，19 岁。受寒后出现寒战、发热，随后出现咳嗽、右侧胸痛，胸痛于呼吸、咳嗽时加重。有助于病因诊断的辅助检查是(　　)

    A. 支气管扩张试验　　　　　　　B. 痰病原学检查

    C. 胸部 CT　　　　　　　　　　D. 支气管镜

　　E. 血常规及血沉

　　11. 患者，男，82 岁。近 2 个月来反复咳嗽，咳痰量少，偶带新鲜血丝，伴有体重下降、午后低热。吸烟史 30 余年。应首先考虑的诊断是(　　)

　　　　A. 支气管扩张症　　　　　　　　B. 继发性肺结核

　　　　C. 原发性肺癌　　　　　　　　　D. 慢性肺脓肿

　　　　E. 支原体肺炎

　　12. 患者，男，64 岁。因咳嗽 1 个月经药物治疗不愈就诊，呈刺激性干咳，伴胸部闷痛，饮食如常但体重明显下降，支气管镜检查于右肺门处见异常肿块，活组织检查示癌细胞体积较小，呈类圆形，胞浆少，类似淋巴细胞，局部浸润明显。应首选的初始治疗措施是(　　)

　　　　A. 药物治疗　　　　　　　　　　B. 手术治疗

　　　　C. 中医治疗　　　　　　　　　　D. 生物反应调节剂

　　　　E. 肺移植

　　13. 患者，男，56 岁。确诊肺结核病 5 年并进行抗结核治疗，因咳嗽、咳痰、痰中带血、发热、消瘦加重 1 个月就诊。有助于与肺癌鉴别的临床信息是(　　)

　　　　A. 年龄因素　　　　　　　　　　B. 有全身中毒症状

　　　　C. 反复咳嗽、咳痰、咯血　　　　D. 血沉增快

　　　　E. X 线或痰液检查

　　14. 患者，男，16 岁。参加运会 800m 赛跑比赛后 5 分钟出现呼气性呼吸困难发作。查体：血压 112/66mmHg，双肺满布哮鸣音，心率 118 次/分，律齐，未闻及心脏杂音。最妥当的处理是(　　)

　　　　A. 口服氯雷他定　　　　　　　　B. 吸入溴化异丙托品

　　　　C. 静脉注射肾上腺素　　　　　　D. 静脉注射氨茶碱

　　　　E. 静脉注射毛花苷 C

　　15. 患者，男，79 岁。慢性反复咳嗽咳痰病史 20 余年，每年冬季发作频繁，查体双肺呼吸动度减弱，桶状胸，肺部叩诊呈过清音，可闻及散在哮鸣音。肺功能检查示 FEV_1 占正常预计值 37%，动脉血气分析示 PaO_2 44mmHg，$PaCO_2$ 66mmHg。床位医生下医嘱鼻导管氧疗 5L/min，被上级医生修正为 1.5L/min。上级医生修改氧流量的原因是(　　)

　　　　A. 患者缺氧不严重　　　　　　　B. 高流量吸氧可能加重呼吸抑制

　　　　C. 防止加重呼吸性酸中毒　　　　D. 防止引起冠脉痉挛

　　　　E. 防止发生氧中毒

三、A3 型题

(1～3 题共用病案)

　　患者，男，67 岁。慢性反复咳嗽、咳痰 15 年，逐年加重，查体胸廓呈桶状，肺部

叩诊呈过清音，心浊音界缩小，双肺呼吸音减弱。肺功能检查示 $50\% \leqslant FEV_1$ 占正常预计值% $<80\%$。

1. 该患者病情评估为临床 II 级的主要依据是(　　)
   - A. 慢性反复咳嗽、咳痰 15 年
   - B. 桶状胸
   - C. 肺部叩诊呈过清音
   - D. $50\% \leqslant FEV_1$ 占正常预计值% $<80\%$
   - E. 心浊音界缩小

2. 患者近来受寒后病情加重，入院查血气分析示 PaO_2 48mmHg，$PaCO_2$ 68mmHg，给予氧疗。当前鼻导管吸氧适宜的氧流量是(　　)
   - A. $0.5 \sim 1.0L/min$
   - B. $1.5 \sim 3.0L/min$
   - C. $3.0 \sim 4.5L/min$
   - D. $4.5 \sim 6.0L/min$
   - E. $6.0 \sim 8.0L/min$

3. 该患者急性期最常见的并发症是(　　)
   - A. 酸碱失衡
   - B. 肺性脑病
   - C. 心律失常
   - D. 消化道出血
   - E. 肾功能不全

(4~6 题共用病案)

患者，男，57 岁。3 个月前受凉后出现咳嗽、咳痰，无发热，就诊后按医嘱服用药物治疗，症状一直未缓解，近来咳嗽呈刺激性干咳，伴胸部闷痛，饮食如常但体重明显下降，再次就诊行支气管镜检查于左肺门处见异常肿块，部分阻塞右下段支气管，活组织检查示癌细胞体积大，呈多形性，胞浆丰富，有角化现象，细胞间桥多见，呈鳞状上皮排列，未见肺门淋巴结肿大。

4. 肺部 CT 除可见与支气管镜对应的改变外，可见右肺下叶高密度片状影改变。应考虑的诊断是(　　)
   - A. 阻塞性肺炎
   - B. 肺炎链球菌肺炎
   - C. 急性肺脓肿
   - D. 肺内转移
   - E. 浸润性肺结核

5. 该患者查体可出现的体征是(　　)
   - A. 右下肺闻及支气管呼吸音
   - B. 右肺可闻及哮鸣音
   - C. 右肺叩诊呈过清音
   - D. 右下肺呼吸音增强
   - E. 两肺前界间距离缩小

6. 应首选的初始治疗措施是(　　)
   - A. 药物治疗
   - B. 手术治疗
   - C. 中医治疗
   - D. 介入治疗
   - E. 放射治疗

(7～10 题共用病案)

患者，男，17 岁。平素健康，下午体育活动时冒雨踢球约 2 小时，晚间开始出现寒战、发热，伴咳嗽、咳痰、右侧胸痛，听诊右肺下部呼吸音减低，可闻及支气管呼吸音。

7. 确诊应首选的辅助检查是( )
   A. X 线胸片　　　　　　　　　　B. 过敏原检测
   C. 支气管扩张试验　　　　　　　D. 痰液检查
   E. 肺穿刺活检

8. 应首先考虑的诊断是( )
   A. 肺炎链球菌肺炎　　　　　　　B. 支原体肺炎
   C. 咳嗽变异性哮喘　　　　　　　D. 急性胸膜炎
   E. 急性肺脓肿

9. 患者病程中出现的具有诊断价值的临床表现是( )
   A. 咳铁锈色痰　　　　　　　　　B. 右肺闻及湿啰音
   C. 右侧出现胸膜摩擦音　　　　　D. 右肺叩诊呈实音
   E. 右侧呼吸动度弱于左侧

10. 治疗应首选的药物是( )
    A. 地塞米松　　　　　　　　　　B. 沙丁胺醇
    C. 青霉素 G　　　　　　　　　　D. 利福平
    E. 阿奇霉素

四、X 型题

1. 慢性阻塞性肺疾病的病因中，属于环境因素的是( )
   A. 吸烟　　　　　　　　　　　　B. 环境污染
   C. 职业粉尘　　　　　　　　　　D. 感染因素
   E. 社会经济地位

2. 下列各项，提示存在肺动脉高压的是( )
   A. P_2 亢强　　　　　　　　　　B. 右下肺动脉干扩张
   C. 肺型 P 波　　　　　　　　　　D. 剑突下见心脏搏动
   E. 颈静脉充盈

3. 肺动脉栓塞的诱发因素是( )
   A. 下肢静脉血栓　　　　　　　　B. 外科手术
   C. 骨折　　　　　　　　　　　　D. 妊娠
   E. 肥胖

4. 哮喘慢性持续期的治疗药物包括( )
   A. 糖皮质激素　　　　　　　　　B. β_2 肾上腺素受体激动剂

C. 白三烯调节剂 D. 茶碱类

E. 抗胆碱能药

5. 肺结核的化学药物治疗原则是(　　　)

A. 早期 B. 全程

C. 足量 D. 规律

E. 联合

6. 原发性肺癌患者肺内转移的表现是(　　　)

A. 患侧胸痛 B. 吸气性呼吸困难

C. 声音嘶哑 D. Horner 综合征

E. 咯血

7. 下列各项，属于呼吸泵衰竭的病因是(　　　)

A. 气道阻塞 B. 肺组织病变

C. 胸廓疾病 D. 外周神经系统疾病

E. 神经肌肉组织疾病

8. 下列各项，属于慢性肺心病并发症的是(　　　)

A. 肺性脑病 B. 弥漫性血管内凝血

C. 频发房性早搏 D. 上消化道出血

E. 肺血栓栓塞

9. 肺癌的组织学类型中，手术切除概率低但对化疗/放疗敏感的是(　　　)

A. 鳞状上皮细胞癌 B. 小细胞未分化癌

C. 肺腺癌 D. 肺泡细胞癌

E. 大细胞未分化癌

10. 下列各项，与特发性间质性肺炎发病有关的是(　　　)

A. 吸烟 B. 接触金属粉尘

C. 胃食管反流病 D. 肺部病毒感染

E. 自身免疫因素

五、名词解释

1. Ⅱ型呼吸衰竭 2. 肺性脑病 3. 咳嗽变异性哮喘

4. 慢性阻塞性肺疾病 5. 肺动脉高压 6. 隐匿性哮喘

7. 重度持续哮喘 8. PTE 三联征 9. 肺血栓栓塞症

10. 控制性氧疗 11. 社区获得性肺炎 12. 院内获得性肺炎

13. 继发型肺结核 14. 中央型肺癌 15. 副癌综合征

六、简答题

1. 简述依据肺功能检查结果，慢性阻塞性肺疾病的临床分级。

2. 简述支气管哮喘的诊断标准。

3. 简述肺炎的病因学分类。

4. 简述原发性肺癌的病因。

5. 简述原发性肺癌肺内转移的临床表现。

6. 简述原发性肺癌的治疗原则。

7. 简述抗肺结核药物的使用原则。

8. 简述慢性呼吸衰竭的病因。

七、论述题

1. 试述支气管哮喘与心源性哮喘的鉴别诊断。

2. 论述慢性阻塞性肺疾病随病情进展肺动脉高压的形成机制。

3. 试述急性肺血栓栓塞症的诊断思路。

4. 试述重度持续性哮喘的处理。

5. 试述慢性肺心病常见的酸碱失衡类型及其发生的原因。

八、病案分析题

患者，男，77 岁。慢性咳嗽、咳痰 23 年，活动后气急、呼吸困难 10 年，受凉后症状加重伴心悸、下肢水肿 5 天。

患者于 23 年前无明显诱因出现咳嗽、咳痰，当时未介意，随后每年冬春季上述症状常有复发，重时咯黄痰，近 10 年症状反复无季节性，并逐渐出现气急、呼吸困难，起初活动后出现，重时说话、吃饭等简单动作即可引起气急症状。曾多次在当地医院住院治疗，给予抗炎、祛痰、平喘治疗后症状可缓解。5 天前患者受凉后再次出现咳嗽、咳痰，起初为白色泡沫样痰，后转为黄色黏痰，伴喘息、心悸、双下肢水肿、食欲减退，自服抗生素（具体不详）及茶碱片后症状缓解不明显，遂由家人急诊送入院。发病以来意识清醒，无胸痛及咯血，食量减少，睡眠差，二便如常。否认高血压、冠心病病史，无结核、肝炎接触史。

查体：T 38.3℃，P 102 次／分，R 24 次／分，BP 135/80mmHg。急性病容，消瘦体型，意识尚清，查体基本合作，喘息明显。皮肤、黏膜未见出血点，全身浅表淋巴结未触及，双侧颈静脉充盈。巩膜无黄染，口唇发绀。桶状胸，肋间隙增宽，双肺呼吸动度减弱，触觉语颤减弱，叩诊呈过清音，双肺呼吸音粗糙，可闻及散在干、湿啰音。心率 102 次／分，律不齐，偶闻及过早搏动，无明显心音低钝，各瓣膜听诊区未闻及病理性杂音。腹软，无腹壁静脉曲张，无压痛及反跳痛，肝、脾肋下未触及，移动性浊音（－）。双下肢轻度水肿，呈凹陷性。生理反射对称存在，病理反射未引出。

辅助检查：①血液一般检查：WBC 18×10^9/L，N 0.90，RBC 5.8×10^{12}/L，HGB 167g/L，PLT 220×10^9/L。②X 线胸片：肋间隙增宽、双肺透光度增加，内带肺纹理模糊、增多，心影狭长。

请分析回答以下问题

1. 依次列出患者的诊断。

2. 阐述做出主要诊断的诊断依据。

3. 应尽快完善的辅助检查有哪些?

4. 结合病情当前主要的治疗措施有哪些?

参 考 答 案

一、A1 型题

1. A	2. E	3. C	4. E	5. C	6. E	7. B	8. A	9. B	10. A
11. A	12. D	13. D	14. E	15. A	16. A	17. A	18. B	19. A	20. D
21. D	22. B	23. D	24. B	25. B	26. B	27. D	28. D	29. D	30. D
31. B	32. A	33. C	34. A	35. B	36. B	37. E	38. C	39. E	40. A
41. D	42. B	43. D	44. B	45. A	46. A	47. A	48. B	49. E	50. C
51. E	52. D	53. D	54. B	55. B					

二、A2 型题

1. A	2. C	3. C	4. D	5. A	6. A	7. D	8. C	9. A	10. B
11. C	12. A	13. E	14. B	15. B					

三、A3 型题

1. D	2. B	3. A	4. A	5. A	6. B	7. A	8. A	9. A	10. C

四、X 型题

1. ABCDE	2. ABC	3. ABCDE	4. ABCDE	5. ABDE
6. ABCD	7. CDE	8. ABCD	9. BC	10. ABCDE

五、名词解释

1. Ⅱ型呼吸衰竭：是指呼吸衰竭患者缺氧的同时伴有二氧化碳潴留，动脉血气分析显示 $PaO_2 < 60mmHg$ 的同时伴有 $PaCO_2 > 50mmHg$，多见于 COPD 患者。

2. 肺性脑病：指慢性肺、胸疾病患者伴有呼吸功能衰竭，出现缺氧、二氧化碳潴留而引起精神障碍、神经症状的临床综合征，表现为神志淡漠、间歇抽搐、嗜睡、昏睡甚至昏迷，是肺心病死亡的首要原因。

3. 咳嗽变异性哮喘：哮喘患者发作时主要表现为刺激性干咳，以剧烈咳嗽、夜间咳嗽为主要特征，剧烈咳嗽时可伴有呼吸不畅、胸闷、呼吸困难等，部分患者发作有季节性，按哮喘治疗有效。

4. 慢性阻塞性肺疾病：是一种常见的、可预防和治疗的慢性气道疾病，以持续存在的气流受限为特征的肺部疾病，气流受限不完全可逆，呈进行性发展，主要累及肺部，也可引起肺外各器官的损害。

5. 肺动脉高压：是多种因素导致的肺动脉压异常升高的一种血流动力学状态，是指在海平面和静息状态下，平均肺动脉压≥25mmHg。

6. 隐匿性哮喘：是支气管哮喘的特殊类型，指无反复发作的喘息、气促、胸闷或咳嗽等表现，但长期存在气道反应性增高，可发展成为有症状的哮喘。

7. 重度持续哮喘：是指支气管哮喘临床严重程度分级中的第四级哮喘，患者每日有症状且频繁出现，经常出现夜间哮喘症状，体力活动受限，肺功能检测 FEV_1 占预计值% < 60% 或 PEF < 60% 个人最佳值，PEF 变异率 > 30%。

8. PTE 三联征：是指肺血栓栓塞症患者的典型表现，患者同时出现呼吸困难、胸痛及咯血，称 PTE 三联征。

9. 肺血栓栓塞症：是指来自静脉系统或右心的血栓阻塞肺动脉或其分支所导致的以肺循环和呼吸功能障碍为主要临床和病理生理特征的疾病，是肺栓塞最常见的类型。

10. 控制性氧疗：是用于慢性呼吸衰竭尤其是Ⅱ型呼吸衰竭患者的氧疗方式，将吸氧浓度控制在 25% ~30%。

11. 社区获得性肺炎：指在医院外罹患的感染性肺实质的炎症，包括具有明确潜伏期的病原体感染在入院后于潜伏期内发病的肺炎，常见病原体为肺炎链球菌、支原体流感嗜血杆菌、呼吸道病毒等。

12. 院内获得性肺炎：指患者住院期间没有接受有创机械通气，未处于病原感染的潜伏期，且入院 48 小时后在医院内新发生的肺炎。

13. 继发性肺结核：是结核病分类之一，病程长，易反复出现，包括浸润性肺结核、空洞型肺结核、结核球、干酪样肺炎、纤维空洞型肺结核，是成人肺结核的最常见类型。

14. 中央型肺癌：原发性肺癌的病理学分型，是指生长在段支气管以上位于肺门附近的原发性肺癌，约占肺癌的 3/4，以鳞状上皮细胞癌和小细胞肺癌较常见。

15. 副癌综合征：是指与原发性肺癌发生发展相关的非转移性的胸外表现，包括内分泌、神经肌肉、结缔组织、血液系统和血管的异常改变，可出现在肺癌被发现之前或之后，小细胞肺癌（SCLC）患者多见。

六、简答题

1. 简述依据肺功能检查结果慢性阻塞性肺疾病的临床分级

肺功能检测是评估慢性阻塞性肺疾病（COPD）患者气流受限严重程度的主要方法，根据肺功能检测结果及患者的临床表现，COPD 分为四级。

（1）GOLD1 级（轻度）：$FEV_1/FVC < 70\%$，FEV_1 占预计值% ≥80%，有或无慢性咳嗽、咳痰症状。

（2）GOLD2 级（中度）：$FEV_1/FVC < 70\%$，50% ≤ FEV_1 占预计值% < 80%，有或无慢性咳嗽、咳痰症状。

（3）GOLD3 级（重度）：$FEV_1/FVC < 70\%$，30% ≤ FEV_1 占预计值% < 50%，有或无慢性咳嗽、咳痰症状。

（4）GOLD4 级（极重度）：$FEV_1/FVC < 70\%$，FEV_1 占预计值% < 30%；或 FEV_1 占预计值% < 50%，伴呼吸衰竭或心衰。

2. 简述支气管哮喘的诊断标准

（1）反复发作喘息、气急、胸闷或咳嗽，多与接触变应原，冷空气，物理、化学性刺激，病毒性上呼吸道感染，运动等有关。

（2）发作时在双肺可闻及散在或弥漫性、以呼气相为主的哮鸣音，呼气相延长。

（3）上述症状可经治疗缓解或自行缓解。

（4）除外其他疾病所引起的喘息、气急、胸闷和咳嗽。

（5）临床表现不典型者（如无明显喘息或体征）应有下列 3 项中至少 1 项阳性：①支气管激发试验阳性。②支气管舒张试验阳性。③PEF 昼夜变异率 >10%，或 PEF 周变异率 >20%。

符合以上 1 至 4 项的临床表现，或符合第 4 项及第 5 项中的任意 1 条，即可诊断为哮喘。

3. 简述肺炎的病因学分类

肺炎的病因学分类是临床常用的分类方法，有助于病因诊断及治疗的选择。依据病因，肺炎分为以下几类：

（1）细菌性肺炎：如肺炎链球菌、金黄色葡萄球菌等引起的肺炎。

（2）非典型病原体所致肺炎：如支原体、衣原体肺炎等。

（3）病毒性肺炎：如冠状病毒、腺病毒、呼吸道合胞病毒、流感病毒等引起的肺炎。

（4）肺真菌病：如念珠菌、曲霉、隐球菌等引起的肺炎。

（5）其他病原体所致肺炎：如立克次体、肺吸虫等引起的肺炎。

（6）理化因素所致的肺炎：如放射性肺炎、化学性肺炎等。

4. 简述原发性肺癌的病因

原发性肺癌的病因尚未明确，目前认为与下列因素有关。

（1）吸烟：长期吸烟是原发性肺癌死亡率增加的首要原因。吸烟年限越长，量越多，开始吸烟的年龄越小，发病率与死亡率越高。

（2）空气污染：包括室内小环境和室外大环境的空气污染。

（3）职业致癌因子：如石棉，无机砷化合物，放射性物质如铀、镭，煤烟，焦油和石油，以及长期接触与吸入粉尘等。

（4）电离辐射：大剂量电离辐射与原发性肺癌发病有关。

（5）其他：病毒感染、天然 β 胡萝卜素和维生素 A 缺乏、机体免疫功能低下、内分泌失调等。

5. 简述原发性肺癌肺内转移的临床表现

（1）胸痛：肿瘤侵犯胸膜、纵隔及胸壁、肋骨等均可引起胸痛。

（2）呼吸困难：肿瘤压迫大气道，可出现吸气性呼吸困难。

（3）吞咽困难：肿瘤侵及或压迫食管，可出现咽下困难。

（4）声音嘶哑：癌肿或转移性肿大的淋巴结压迫喉返神经可出现声音嘶哑。

（5）上腔静脉阻塞综合征：肿瘤侵犯纵隔，压迫阻塞上腔静脉可出现上腔静脉阻塞综合征。

（6）Horner 综合征：肺上沟瘤可压迫颈部交感神经，引起同侧眼睑下垂、眼球内陷、瞳孔缩小、额部少汗等一组表现。

6. 简述原发性肺癌的治疗原则

根据肺癌的生物学特点及预后将肺癌分为非小细胞肺癌（包括鳞癌、腺癌、大细胞癌）和小细胞肺癌两大类。两类肺癌的治疗原则如下。

（1）非小细胞肺癌：早期患者以手术治疗为主，可切除的局部晚期（Ⅲa）患者可采取新辅助化疗＋手术治疗±放疗；不可切除的局部晚期（Ⅲb）患者可采取化疗与放疗联合治疗，远处转移的晚期患者以姑息治疗为主。

（2）小细胞肺癌：以化疗为主，辅以手术和（或）放疗。

7. 简述抗肺结核药物的使用原则

（1）早期：对所有检出和确诊的肺结核患者均应立即给予化学治疗。

（2）规律：严格遵照医嘱要求规律用药，不漏服，不停药。

（3）全程：保证完成规定的治疗期。

（4）适量：严格遵照适当的药物剂量用药。

（5）联合：按照规定的化疗方案同时采用多种抗结核药物治疗，以提高疗效，减少或防止耐药性的产生。

8. 简述慢性呼吸衰竭的病因

（1）支气管－肺疾病：主要有慢性阻塞性肺疾病、支气管哮喘、慢性肺心病等，其中慢性阻塞性肺疾病是最常见的病因。

（2）肺血管疾病：如肺栓塞、肺血管炎等。

（3）胸廓与胸膜病变：严重的气胸、大量胸腔积液、胸部外伤、广泛胸膜增厚粘连等。

（4）神经－肌肉疾病：如脑部疾病损及延髓呼吸调节中枢、急性多发性神经根炎、重症肌无力等。

七、论述题

1. 试述支气管哮喘与心源性哮喘的鉴别诊断

（1）支气管哮喘是一种由肥大细胞、嗜酸性粒细胞、淋巴细胞等多种炎症细胞介导的慢性气道炎症性疾病；心源性哮喘是由于左心衰竭引起肺血管外液体量过度增多，渗入肺泡而产生的哮喘。

（2）支气管哮喘半数以上患者有家族史，且幼年发病，以发作性带有哮鸣音的呼气性呼吸困难为主要临床表现；心源性哮喘多有高血压、冠心病、风心病等病史，临床表现为呼吸困难、发绀、咳嗽、咳白色或粉红色泡沫痰，两肺不仅可闻及哮鸣音，尚可闻及广泛的湿啰音，左心界扩大，心率增快，心尖部可闻及奔马律。

（3）支气管哮喘发作时影像学常出现肺气肿特征，发作后可恢复；心源性哮喘则出现以肺门为中心的蝶状或片状模糊阴影。

（4）当两者鉴别困难时，可先静脉注射氨茶碱或雾化吸入 β_2 受体激动剂，待症状缓解后再做进一步的检查，诊断不明确时禁用肾上腺素和吗啡，以免抑制呼吸中枢，造成生命危险。

2. 论述慢性阻塞性肺疾病随病情进展肺动脉高压的形成机制

慢性阻塞性肺疾病患者随病情进展，发生肺动脉高压主要与以下因素有关。

（1）肺血管器质性改变：慢性支气管炎及其周围炎累及邻近肺细小动脉，引起管壁炎症，管腔狭窄甚至完全闭塞；肺泡内压增高，压迫肺泡壁毛细血管，使肺泡壁毛细血管床减少，肺循环阻力增加。

（2）肺血管功能性改变：呼吸功能障碍引起缺氧和呼吸性酸中毒，导致肺细小动脉痉挛，从而出现肺动脉高压。

（3）肺血管重建：在缺氧等刺激因素作用下，肺血管结构发生变化，结果使肺血管弹性降低，血管壁重构而阻力增加。

（4）血栓形成：部分患者存在多发性肺微小动脉原位血栓形成，增加肺循环阻力。

（5）血容量增多和血液黏滞度增加：慢性缺氧导致促红细胞生长素分泌增加，继发性红细胞生成增多，血液黏滞度增加，肺血管阻力增高。缺氧导致醛固酮分泌增多，水钠潴留，肺血流量增加，加重肺动脉高压。

3. 试述急性肺血栓栓塞症的诊断思路

诊断急性肺血栓栓塞症的关键是增强意识，需要综合临床信息做出诊断。

（1）明确易发因素：急性肺血栓栓塞症的易患因素包括高龄、血栓性静脉炎、静脉曲张、慢性心肺疾病、心房颤动伴心力衰竭、各种创伤、肿瘤、长期卧床、孕产妇、糖尿病、凝血与纤溶系统异常等。

（2）临床表现：患者多突发性呼吸困难、胸痛，伴有咯血、晕厥，可有呼吸急促、发绀及急性肺动脉高压、右心功能不全和左心室搏出量急剧下降等体征。

（3）辅助检查：X线胸片有肺动脉阻塞征，血浆 D - 二聚体升高、肺血管造影及肺动脉造影显示低密度充盈缺损。

（4）下肢深静脉检查：疑诊患者均应进行下肢深静脉加压超声等检查，明确是否存在深静脉血栓形成。

4. 试述重度持续性哮喘的处理

（1）氧疗与辅助通气：出现低氧血症，经鼻导管吸入较高浓度的氧以纠正缺氧。缺氧严重者经面罩或鼻罩给氧，使 $PaO_2 > 60mmHg$。如患者全身情况进行性恶化，出现意识障碍，$PaO_2 < 60mmHg$，$PaCO_2 \geq 45mmHg$，应及时行气管插管或气管切开，进行机械通气。

（2）解痉平喘：①应用 β_2 受体激动剂持续雾化吸入，或皮下及静脉注射 β_2 受体激动剂。②氨茶碱静脉滴注。③抗胆碱药物雾化吸入。

（3）纠正水、电解质及酸碱平衡紊乱：①静脉补液纠正脱水。②应用5%碳酸氢钠溶液静脉滴注或缓慢静脉注射纠正酸中毒。③纠正电解质紊乱。

（4）控制感染：酌情选用广谱抗生素，一般采用静脉给药。

（5）应用糖皮质激素：根据病情需要大剂量、短疗程、静脉滴注糖皮质激素。

（6）其他治疗：患者出现哮鸣音突然减少或消失，但其发绀和呼吸困难更为严重时，应引起警惕，评估病情，并及时查明原因，采取有效的对症处理措施。

5. 试述慢性肺心病常见的酸碱失衡类型及其发生的原因

（1）呼吸性酸中毒：慢性肺心病患者出现呼吸衰竭时，由于 $PaCO_2$ 升高，血液碳酸浓度增加，普遍出现呼吸性酸中毒，为最常见的酸碱失衡类型。

（2）呼吸性酸中毒合并代谢性酸中毒：因 $PaCO_2$ 升高，血液碳酸浓度增加，出现呼吸性酸中毒，同时由于感染、食欲不振而进食减少等因素，导致合并代谢性酸中毒。

（3）呼吸性酸中毒合并代谢性碱中毒：慢性肺心病急性加重期，经利尿治疗，如发生低血钾及低血氯，可出现呼吸性酸中毒合并代谢性碱中毒及低钾、低氯血症。

第二篇 循环系统疾病 ▷▷▷▷

一、A1 型题

1. 慢性心力衰竭患者最早出现的症状是（　　　）
   - A. 劳力性呼吸困难
   - B. 夜间阵发性呼吸困难
   - C. 下肢水肿
   - D. 心动过速
   - E. 腹胀腹泻

2. 诊断慢性心力衰竭最有意义的实验室检查是（　　　）
   - A. 血液一般检查
   - B. 血电解质
   - C. 肾功能指标
   - D. 血浆脑钠肽
   - E. D-二聚体

3. 诱发与加重心力衰竭的常见诱因是（　　　）
   - A. 过度劳累
   - B. 药物治疗不当
   - C. 过多过快输液
   - D. 摄盐过多
   - E. 肺部感染

4. 诊断慢性左心衰竭最有价值的体征是（　　　）
   - A. 第一心音低钝
   - B. 心尖区舒张期奔马律
   - C. 肺动脉瓣区第二心音亢进
   - D. 心相对浊音界扩大
   - E. 双下肢水肿

5. 临床判断心室收缩功能的主要指标是（　　　）
   - A. 心电图 ST-T 改变
   - B. 胸片心影大小
   - C. 心脏超声 E/A 值
   - D. 心脏超声 LVEF 值
   - E. 心脏超声心室舒张末期容积

6. 下列各项，**不属于**左心衰竭临床表现的是（　　　）
   - A. 夜间阵发性呼吸困难
   - B. 脉压差缩小
   - C. 劳力性呼吸困难
   - D. 心源性哮喘
   - E. 肝颈静脉反流征阳性

7. 血管紧张素转化酶抑制剂治疗慢性心力衰竭的机制，**不包括**（　　　）
   - A. 阻断心肌重塑
   - B. 降低心室后负荷
   - C. 改善心室舒张功能
   - D. 预防心肌细胞凋亡
   - E. 心肌 β 受体密度上调

8. 洋地黄中毒的特征性表现是（　　　）

    A. 恶心、呕吐   B. 头痛、失眠

    C. 频发室性早搏   D. 视力模糊、黄视

    E. 房性心律失常合并传导阻滞

9. 应用 6 分钟步行试验评价心功能，正确的是（   ）

    A. 6 分钟步行距离 >500m 提示心功能正常

    B. 6 分钟步行距离 <50m 为重度心功能不全

    C. 6 分钟步行距离 150 ~300m 为中度心功能不全

    D. 6 分钟步行距离 300 ~450m 属轻度心功能不全

    E. 可以评定慢性心衰患者的运动耐量

10. 临床上常引起急性心力衰竭的心律失常是（   ）

    A. 心房扑动   B. 频发室性早搏

    C. 室性心动过速   D. 三度房室传导阻滞

    E. 预激综合征

11. 有助于快速识别急性左心衰竭的临床表现是（   ）

    A. 咳粉红色泡沫样痰   B. 窦性心动过速

    C. 双下肢水肿   D. 强迫端坐位

    E. 血压下降

12. 下列关于"湿冷"型急性心力衰竭的叙述，正确的是（   ）

    A. 应大剂量使用正性肌力药   B. 机体容量负荷重

    C. 外周组织灌注尚可   D. 首选扩容治疗

    E. 伴有血压升高

13. 可以同时扩张小静脉与小动脉，常用于治疗急性心力衰竭的药物是（   ）

    A. 硝酸甘油   B. 美托洛尔

    C. 硝苯地平   D. 酚妥拉明

    E. 硝普钠

14. 急性心力衰竭患者出现呼吸窘迫和呼吸性酸中毒，应首选的氧疗方式是（   ）

    A. 鼻导管吸氧   B. 无创正压通气

    C. 面罩吸氧   D. 气管插管机械通气

    E. 人工膜肺

15. 心力衰竭患者出现夜间阵发性呼吸困难的机制，**错误**的是（   ）

    A. 回心血量增加   B. 副交感神经张力增加

    C. 膈肌抬高   D. 肺活量减少

    E. 心率减慢

16. 急性肺水肿患者的紧急救治措施，**错误**的是（   ）

    A. 取仰卧位并制动   B. 高流量给氧

    C. 应用利尿剂   D. 应用洋地黄类强心剂

E. 皮下或静脉注射吗啡

17. 心力衰竭的病因中属于增加左心室压力负荷的病因是( )
    A. 主动脉瓣狭窄   B. 二尖瓣关闭不全
    C. 原发性肺动脉高压   D. 低血压休克
    E. 肺动脉瓣关闭不全

18. 右心衰竭最常见的临床表现是( )
    A. 劳力性呼吸困难   B. 胃肠道症状
    C. 夜尿增多   D. 呼气性呼吸困难
    E. 皮肤黏膜发绀

19. 应尽快使用毛花苷 C 的急性心力衰竭患者是( )
    A. 急性心肌梗死早期   B. 急性心肌炎
    C. 合并低钾血症   D. 高血压性心脏病合并房颤
    E. 合并房室传导阻滞

20. 正常情况下心脏冲动的起源部位是( )
    A. 房间束   B. 窦房结
    C. 房室结   D. 左心室
    E. His 束

21. 诊断为持续性房颤一般房颤发作的持续时间是( )
    A. ＞24 小时   B. ＞48 小时
    C. ＞7 天   D. ＞14 天
    E. ＞30 天

22. 病情稳定且有器质性心脏病的房颤患者，首选的复律方法是( )
    A. 胺碘酮药物复律   B. 普罗帕酮药物复律
    C. 非同步直流电复律   D. 同步直流电复律
    E. 洋地黄药物复律

23. 可闻及大炮音的心律失常是( )
    A. 心房颤动   B. 心房扑动
    C. 高度房室传导阻滞   D. 三度房室传导阻滞
    E. 阵发性室上速

24. 现场心肺复苏胸外心脏按压的频率是( )
    A. ＜60 次/分   B. 60～80 次/分
    C. 80～100 次/分   D. 100～120 次/分
    E. ≥120 次/分

25. 成人现场心肺复苏中最重要的环节是( )
    A. 口对口人工呼吸   B. 胸外心脏按压和早期除颤
    C. 简易呼吸器的使用   D. 心腔内注射肾上腺素

　　E. 气管插管机械通气

26. 下列各项，**不属于**原发性高血压病因的是(　　)
　　A. 长期吸烟　　　　　　　　　B. 家族遗传因素
　　C. 高钠饮食　　　　　　　　　D. 富钾饮食
　　E. 超重

27. 需要立即实施非同步直流电复律的心律失常是(　　)
　　A. 频发室性早搏　　　　　　　B. 心房颤动
　　C. 阵发性室性心动过速　　　　D. 心室颤动
　　E. 心房扑动

28. 我国高血压最主要的并发症是(　　)
　　A. 高血压性心脏病　　　　　　B. 冠心病
　　C. 肾功能减退　　　　　　　　D. 主动脉夹层
　　E. 脑血管病

29. 因致畸作用而禁用于妊娠期女性的降压药物是(　　)
　　A. 利尿剂　　　　　　　　　　B. 血管紧张素转化酶抑制剂
　　C. 钙通道阻滞剂　　　　　　　D. α受体阻滞剂
　　E. β受体阻滞剂

30. 下列药物中既是抗高血压药、抗心律失常药，又是抗心绞痛药的是(　　)
　　A. α受体阻滞剂　　　　　　　B. β受体阻滞剂
　　C. 血管紧张素转化酶抑制剂　　D. 洋地黄
　　E. 硝酸酯

31. 优先选择长效降压药的主要原因是(　　)
　　A. 性价比高　　　　　　　　　B. 副作用少
　　C. 用药量小　　　　　　　　　D. 依从性好
　　E. 可以有效控制晨峰血压

32. 痛风患者应禁用或慎用的降压药物是(　　)
　　A. 噻嗪类利尿剂　　　　　　　B. 血管紧张素转化酶抑制剂
　　C. 钙通道阻滞剂　　　　　　　D. α受体阻滞剂
　　E. β受体阻滞剂

33. 合并有前列腺增生的高血压患者适用的降压药物是(　　)
　　A. 噻嗪类利尿剂　　　　　　　B. 血管紧张素转化酶抑制剂
　　C. 钙通道阻滞剂　　　　　　　D. α受体阻滞剂
　　E. β受体阻滞剂

34. 诊断二尖瓣狭窄最有意义的体征是(　　)
　　A. 二尖瓣面容　　　　　　　　B. 肺动脉瓣区第二心音亢进
　　C. 肺动脉瓣区第二心音分裂　　D. 心尖区隆隆样舒张中晚期杂音

E. Graham – Steell 杂音

35. 主动脉瓣关闭不全患者出现周围血管征阳性的原因是(　　)

    A. 血压降低   B. 舒张压升高

    C. 脉压差增大   D. 肺淤血

    E. 左心室肥大

36. 单纯主动脉瓣关闭不全的临床特点，**错误**的是(　　)

    A. 早期主要症状为心悸   B. 心浊音界呈靴形心

    C. 晚期易发生左心衰竭   D. 可出现体位性头晕

    E. 可闻及 Graham – steell 杂音

37. 可以导致心脏瓣膜病患者残疾的并发症是(　　)

    A. 心房颤动   B. 右心衰竭

    C. 感染性心内膜炎   D. 急性肺水肿

    E. 肺部感染

38. 老年人单纯主动脉瓣狭窄最常见的病因是(　　)

    A. 风湿性瓣膜病   B. 病毒性心肌炎

    C. 继发性心肌病   D. 老年性退行性变

    E. 冠心病

39. 慢性心脏瓣膜病中最易发生心绞痛和晕厥的是(　　)

    A. 二尖瓣狭窄   B. 二尖瓣关闭不全

    C. 主动脉瓣狭窄   D. 主动脉瓣关闭不全

    E. 肺动脉瓣狭窄

40. 最易发生猝死的慢性心脏瓣膜病是(　　)

    A. 二尖瓣狭窄   B. 二尖瓣关闭不全

    C. 主动脉瓣狭窄   D. 主动脉瓣关闭不全

    E. 二尖瓣狭窄合并主动脉瓣关闭不全

41. 明确和诊断心脏瓣膜病最可靠的方法是(　　)

    A. 心电图   B. 心脏 CTA

    C. 心脏超声   D. 心脏 MRI

    E. 冠状动脉造影

42. 主动脉瓣关闭不全患者出现 Austin – Flint 杂音的原因是(　　)

    A. 相对二尖瓣狭窄   B. 相对三尖瓣关闭不全

    C. 肺动脉高压   D. 相对主动脉瓣狭窄

    E. 脉压差增大

43. 主动脉瓣关闭不全较其他慢性心脏瓣膜病多见的并发症是(　　)

    A. 肺部感染   B. 血栓栓塞

    C. 右心衰竭   D. 心房颤动

E. 感染性心内膜炎

44. 左冠状动脉前降支病变导致的心肌梗死的病变部位是( )

    A. 左心室前壁   B. 广泛前壁

    C. 室间隔   D. 左心室高侧壁

    E. 下壁

45. 冠心病的危险因素中属于独立危险因素的是( )

    A. 吸烟   B. 男性性别

    C. 血脂异常   D. 糖尿病

    E. 高血压

46. 急性冠状动脉综合征的临床类型，**不包括**( )

    A. 劳累稳定型心绞痛   B. 不稳定型心绞痛

    C. ST 段抬高型心肌梗死   D. 非 ST 段抬高型心肌梗死

    E. 心脏性猝死

47. 冠心病心绞痛患者应用硝酸酯类药的禁忌证是( )

    A. 支气管哮喘   B. 青光眼

    C. 窦性心动过缓   D. 慢性心力衰竭

    E. 萎缩性胃炎

48. 下列药物中，**不属于**改善慢性冠状动脉综合征预后的药物是( )

    A. 肠溶阿司匹林   B. 美托洛尔

    C. 硝酸甘油   D. 阿托伐他汀

    E. 缬沙坦

49. 心肌损伤最敏感、最特异的生物标志物是( )

    A. LDH1   B. CK

    C. CK – MB   D. cTn

    E. AST

50. 与急性冠状动脉综合征发病关系最密切的病理因素是( )

    A. 粥样硬化病变形成的时间   B. 冠脉狭窄程度

    C. 粥样硬化病变的分布   D. 粥样硬化病变的易损性

    E. 血脂水平

51. 有助于鉴别心绞痛与心肌梗死的临床表现是( )

    A. 胸痛剧烈持久   B. 疼痛位于胸骨中下段之后

    C. 血压下降   D. 心动过速

    E. 濒死感

52. 可引起首剂低血压反应的降压药物是( )

    A. 利尿剂   B. 血管紧张素转化酶抑制剂

    C. 钙通道阻滞剂   D. α 受体阻滞剂

E. β 受体阻滞剂

53. 高血压伴有低血钾时首先应考虑的诊断是（　　）

    A. 皮质醇增多症   B. 原发性醛固酮增多症

    C. 嗜铬细胞瘤   D. 肾动脉狭窄

    E. 继发于慢性肾炎的高血压

54. 广泛前壁心肌梗死患者出现特征性改变的心电图导联是（　　）

    A. $V_1 \sim V_5$ B. V_1、V_2、V_3

    C. Ⅰ、aVL、V_5、V_6 D. V_3、V_4、V_5

    E. Ⅱ、Ⅲ、aVF

55. 右心室心肌梗死引起右心衰竭伴低血压，首先应给予的治疗是（　　）

    A. 扩张血容量   B. 应用强心剂

    C. 快速利尿   D. 抗感染

    E. 应用升压药

56. 急性心肌梗死患者心尖区出现粗糙收缩期杂音，应首先考虑的诊断是（　　）

    A. 急性心功能不全   B. 室间隔穿孔

    C. 室壁瘤形成   D. 二尖瓣乳头肌功能不全

    E. 急性心包炎

57. 引起急性心肌梗死患者出现心源性休克的主要原因是（　　）

    A. 大量出汗及呕吐造成的低血容量

    B. 剧烈疼痛，神经反射引起周围血管扩张

    C. 心肌收缩力减弱，心排血量急剧下降

    D. 发生代谢性酸中毒

    E. 并发心律失常

58. ST 段抬高型心肌梗死早期最关键的治疗措施是（　　）

    A. 解除疼痛   B. 吸氧与监护

    C. 再灌注心肌   D. 纠正心律失常

    E. 抗凝治疗

59. 引起急性病毒性心肌炎最常见的病毒是（　　）

    A. 埃可病毒   B. 柯萨奇病毒

    C. 腺病毒   D. 巨细胞病毒

    E. 流感病毒

60. 应该用于所有无用药禁忌证的扩张型心肌病的药物是（　　）

    A. 利尿剂   B. 血管紧张素转化酶抑制剂

    C. β 受体阻滞剂   D. 醛固酮拮抗剂

    E. 洋地黄类强心剂

二、A2 型题

1. 患者，男，69 岁。患者确诊为风心病后按医嘱服用地高辛和氢氯噻嗪治疗（剂量不详），数小时前无明显诱因感心悸、胸闷，即查心电图示室早二联律，血清钾 2.28mmol/L。当前最关键的治疗措施是（　　）

　　A. 鼻导管给氧　　　　　　　　　B. 静脉注射普罗帕酮

　　C. 静脉注射利多卡因　　　　　　D. 立即停用地高辛

　　E. 静脉注射地西泮

2. 患者，男，64 岁。近日夜间入睡后常发作胸闷、气促，伴咳嗽，坐起后症状可减轻，既往史不详，无类似发作史。查体有助于诊断的体征是（　　）

　　A. 窦性心动过速　　　　　　　　B. 双肺散在哮鸣音

　　C. 双肺底细湿啰音　　　　　　　D. 第一心音低钝伴奔马律

　　E. 双下肢凹陷性水肿

3. 患者，女，83 岁。近日夜间睡眠中常突然憋醒坐起，伴气促、咳嗽，白天休息时症状不明显，日常自理即出现心悸气短、憋闷，食欲明显下降，双肺底可闻及湿啰音。既往有冠心病病史。支持做出诊断的检查结果是（　　）

　　A. X 线胸片见大量胸腔积液　　　B. 超声心动图示 LVEF 37%

　　C. 超声心动图示 E/A 0.8　　　　D. X 线胸片示左心房扩大

　　E. 血肌钙蛋白升高

4. 患者，女，42 岁。风湿性心脏病史 12 年，慢性房颤 3 年，1 周前因心悸、气短，活动后加重不能平卧来诊。入院治疗过程中为防止发生洋地黄中毒，应注意避免发生的电解质紊乱是（　　）

　　A. 低钾血症　　　　　　　　　　B. 高氯血症

　　C. 低钠血症　　　　　　　　　　D. 高磷血症

　　E. 低钙血症

5. 患者，女，68 岁。冠心病病史 10 余年，近日劳累后出现夜间入睡后时常因胸闷憋醒并坐起，伴咳嗽，约半小时后症状可缓解。有助于对病情变化做出诊断的检查结果是（　　）

　　A. 血清脑钠肽 568pg/mL　　　　B. 超声心动图示 LVEF 62%

　　C. X 线胸片示肺纹理增粗　　　　D. 心电图示肢体导联低电压

　　E. 血清 CK－MB 超过正常上限 2 倍

6. 患者，男，77 岁。高血压病史 20 余年，近日劳累后出现心悸、气急，活动后呼吸困难伴乏力，夜间喜高枕，查体：P 118 次/分，心音低钝，心率 126 次/分，心律不规整，第一心音强弱不等。缓解目前症状最有效的药物是（　　）

　　A. 利多卡因　　　　　　　　　　B. 毛花苷 C

　　C. 氢氯噻嗪　　　　　　　　　　D. 美托洛尔

    E. 普罗帕酮

7. 患者，男，83 岁。高血压病史 30 余年，今日情绪激动后突发呼吸困难，气促、喘憋伴乏力。查体：R 32 次/分，BP 148/64mmHg，双肺闻及细湿啰音及散在哮鸣音，心率 116 次/分，心律规整。下列救治措施中，**错误**的是(   )

    A. 取平卧位绝对卧床　　　　　　　　B. 鼻导管氧疗

    C. 静脉注射呋塞米　　　　　　　　　D. 静脉滴注硝普钠

    E. 静脉注射吗啡

8. 患者，男，27 岁。自幼有发作性心悸病史，今日饮酒后再发心悸，伴恶心、乏力、头晕，心率 156 次/分，节律规整。接诊医生按压其颈动脉窦后，心率很快减慢至 84 次/分，症状基本缓解。最可能的诊断是(   )

    A. 心房颤动　　　　　　　　　　　　B. 逸搏心律

    C. 窦性心动过速　　　　　　　　　　D. 阵发性室上性心动过速

    E. 室性心动过速

9. 患者，男，75 岁。既往有高血压病、冠心病病史，晨练时突发胸闷、胸痛伴乏力、冷汗急诊，入院查心电图示 Ⅱ、Ⅲ、aVF 导联 QRS 波群呈 QR 波型，ST 段抬高伴 T 波位置，发病第 3 天患者主诉心悸、憋气加重，急查心电图示完全性房室分离，R 波频率 32 次/分。最恰当的治疗措施是(   )

    A. 静脉注射毛花苷 C　　　　　　　　B. 静脉注射异丙肾上腺素

    C. 口服阿托品　　　　　　　　　　　D. 安装临时心脏起搏器

    E. 急诊 PCI

10. 患者，女，21 岁。2 周前患急性扁桃体炎，今日无明显诱因出现心悸、气短，查体上肢内侧皮肤有环形红斑，双肺未见异常，心率 132 次/分，叩诊心界扩大，闻及频发早搏，心尖区闻及 4/6 级收缩期杂音。应首先考虑的诊断是(   )

    A. 系统性红斑狼疮　　　　　　　　　B. 风湿性心脏病

    C. 急性心肌炎　　　　　　　　　　　D. 原发性心肌病

    E. 类风湿关节炎

11. 患者，男，75 岁。有高血压病史，平时血压控制基本达标，劳累后胸闷，偶发心绞痛。查体：周围血管体征（＋），听诊胸骨左缘第 3、4 肋间闻及舒张期叹气样杂音。首先考虑的诊断是(   )

    A. 心脏瓣膜病二尖瓣狭窄　　　　　　B. 原发性扩张型心肌病

    C. 甲亢性心脏病　　　　　　　　　　D. 心脏瓣膜病主动脉瓣关闭不全

    E. 高血压性心脏病

12. 患者，女，45 岁。因气短、呼吸困难 8 年，加重 3 天入院。查体：P 108 次/分，BP 110/70mmHg，双肺闻及散在湿啰音，心率 108 次/分，胸骨右缘第 2 肋间可闻及 4/6 级喷射样收缩期杂音。首先考虑的诊断是(   )

    A. 原发性肺动脉瓣狭窄　　　　　　　B. 先心病房间隔缺损

    C. 心脏瓣膜病主动脉瓣狭窄　　　　D. 原发性扩张型心肌病

    E. 慢性肺心病

13. 患者，男，76 岁。活动耐力下降 1 年，加重伴活动后呼吸困难、气急 1 个月。查体：P 96 次/分，R 24 次/分，BP 92/60mmHg，呼吸急促，双肺底闻及细湿啰音，心界向左侧扩大，心音低钝，心率 96 次/分，节律规整，胸骨右缘第 2 肋间闻及 4/6 级粗糙的收缩期杂音。心电图示窦性心律，左室高电压。治疗中应慎用的药物是（　　）

    A. 洋地黄　　　　　　　　　　　　B. 血管紧张素转化酶抑制剂

    C. 利尿剂　　　　　　　　　　　　D. 血管扩张剂

    E. 抗心律失常药

14. 患者，女，37 岁。活动耐力明显下降 2 年，活动后气急，既往有反复低热史及关节疼痛病史。查体：P 96 次/分，R 18 次/分，BP 122/72mmHg，心界向左侧扩大，心率 96 次/分，节律规整，胸骨右缘第 2 肋间闻及 4/6 级粗糙的收缩期杂音。确定诊断最重要的辅助检查是（　　）

    A. 心电图　　　　　　　　　　　　B. 心脏彩色多普勒

    C. 腹部 B 超　　　　　　　　　　D. 心脏放射性核素检查

    E. 胸部 CT

15. 患者，男，69 岁。原发性高血压病史 20 余年，近来反复出现胸闷、心悸，活动后气短，偶有夜间被憋醒。查体：双肺底可闻及细湿啰音，心脏节律不规整。心电图示二度 II 型房室传导阻滞。当前治疗不宜应用的药物是（　　）

    A. 氢氯噻嗪　　　　　　　　　　　B. 硝苯地平

    C. 卡托普利　　　　　　　　　　　D. 哌唑嗪

    E. 美托洛尔

16. 患者，男，71 岁。高血压病史 30 余年，并发肾功能不全 3 年，近日劳累后血压明显升高，出现尿少，双下肢水肿，查血钾 6.6mmol/L。目前不能应用的降压药物是（　　）

    A. 利尿剂　　　　　　　　　　　　B. 血管紧张素转化酶抑制剂

    C. 钙通道阻滞剂　　　　　　　　　D. α 受体阻滞剂

    E. β 受体阻滞剂

17. 患者，男，65 岁。有冠心病病史 6 年，平素剧烈活动或情绪激动时发作胸痛，休息后可缓解，今晨锻炼时再发胸骨后疼痛，伴胸闷及压迫感，持续约 5 分钟，停止活动后疼痛渐缓解。首先考虑的诊断是（　　）

    A. 肋间神经痛　　　　　　　　　　B. 稳定型心绞痛

    C. 急性心肌梗死　　　　　　　　　D. 自发性气胸

    E. 心脏神经症

18. 患者，男，52 岁。因突发剧烈胸痛，伴有气急、呼吸困难、头晕乏力、冷汗就诊。急查心电图示 $V_1 \sim V_3$ 导联呈 QR 波形，ST 段抬高伴 T 波倒置。最具有诊断意义的辅助检查是（　　）

  A. CK – MB　　　　　　　　　B. AST

  C. LDH1　　　　　　　　　　D. cTn

  E. BNP

19. 患者，男，57 岁。因突发心前区剧痛 2 小时就诊。查体：BP 96/60mmHg，端坐呼吸，两肺底闻及细湿啰音，心率 112 次/分，节律规整，S_1 低钝，可闻及 S_3。心电图 $V_1 \sim V_5$ 导联可见异常 Q 波，伴有 ST 段抬高。当前因可加重病情而慎用或禁用的药物是（　　）

  A. 吗啡　　　　　　　　　　B. 硝酸甘油

  C. 毛花苷 C　　　　　　　　D. 阿司匹林

  E. 低分子量肝素

20. 患者，男，60 岁。年轻时曾患急性病毒性心肌炎，经治疗后症状缓解，近年来活动耐力明显下降，活动后心悸、气短，呼吸困难，时有心脏停搏感，无晕厥史。近 2 天劳累后症状加重，并出现食欲不振、腹胀、下肢水肿。心脏超声检查示心脏扩大，室壁动度不良，二尖瓣轻度反流，LVEF 37%。首先考虑的诊断是（　　）

  A. 慢性心脏瓣膜病　　　　　B. 原发性扩张型心肌病

  C. 慢性冠脉综合征　　　　　D. 高血压心脏病

  E. 慢性肺心病

三、A3 型题

（1~3 题共用病案）

患者，女，83 岁。有高血压、冠心病病史，近日夜间睡眠中常突然憋醒坐起，伴气促、咳嗽，白天安静时症状不明显，稍事活动即出现心悸、气短、憋闷，食欲下降。入院检查心脏超声示左心房扩大，LVEF 38%，E/A 0.64；心电图示肢体导联低电压，ST – T 缺血性改变；动脉血气分析提示血氧饱和度降低。

1. 该患者当前的主要诊断是（　　）

  A. 慢性左心衰竭　　　　　　B. 癫痫发作

  C. 咳嗽变异性哮喘　　　　　D. 睡眠呼吸暂停低通气综合征

  E. 心脏神经症

2. 以下各项检查报告结果，支持诊断的是（　　）

  A. X 线胸片见胸腔积液　　　B. 超声心动图示 LVEF 38%

  C. 超声心动图示 E/A 0.8　　D. X 线胸片示左心房扩大

  E. 动脉血气分析 PaO_2 58mmHg

3. 随着病情加重，患者出现双下肢凹陷性水肿，午后显著，伴夜间不能平卧。应作为基础治疗的药物是（　　）

A. 氢氯噻嗪

B. 地高辛

C. 美托洛尔

D. 多巴酚丁胺

E. 氨氯地平

(4~6题共用病案)

患者，男，76岁。近日夜间睡眠中常突然憋醒坐起，伴气促、咳嗽，白天症状较轻，日常自理活动即出现气短、憋闷、气喘，伴食欲下降，既往有高血压、冠心病病史。查体：双肺底闻及散在湿啰音及哮鸣音，心浊音界稍扩大，心尖区闻及3/6级收缩期吹风样杂音，双下肢轻度水肿。

4. 该患者的诊断是(　　)

　　A. 高血压心脏病，心功能Ⅰ级

　　B. 原发性心肌病，心功能Ⅱ级

　　C. 冠心病，心功能Ⅲ级

　　D. 慢性肺心病，心功能Ⅳ级

　　E. 慢性心脏瓣膜病，心功能Ⅱ级

5. 支持当前诊断的检查结果是(　　)

　　A. X线胸片见大量胸腔积液

　　B. 超声心动图示LVEF 57%

　　C. 超声心动图E/A 0.8

　　D. X线胸片示左心房扩大

　　E. 血浆脑钠肽1280pg/mL

6. 患者经治疗后病情好转，近2日因饮食不当出现食欲不振、腹泻，随后出现胸闷、头晕、恶心、心悸，视物呈黄色，有复视现象，急查心电图示ST段呈鱼钩样改变。首先考虑的病情变化是(　　)

　　A. 低钾血症

　　B. 洋地黄中毒

　　C. TIA

　　D. 代谢性酸中毒

　　E. 心绞痛

(7~10题共用病案)

患者，男，74岁。患者有高血压病及血脂异常病史，2小时前洗浴时突发胸骨后疼痛，呈压榨性，伴胸闷、出冷汗，随后恶心，呕吐少量胃内容物，含服速效救心丸症状未能缓解，遂就诊。查体：T 36.9℃，P 56次/分，R 24次/分，BP 90/60mmHg，双肺未见异常，心率56次/分，节律规整，心音低钝，未闻及心脏杂音。心电图示Ⅱ、Ⅲ、aVF导联ST段弓背向上抬高>0.5mV。

7. 应首先考虑的诊断是(　　)

　　A. 稳定型心绞痛发作

　　B. 变异型心绞痛

　　C. 急性心包炎

　　D. ST段抬高型心肌梗死

　　E. 急性肺栓塞

8. 最有助于确诊的辅助检查是(　　)

　　A. 高敏C反应蛋白

　　B. 血清心肌酶

C. 血清 D – 二聚体   D. 急诊冠状动脉造影

E. 心电图

9. 该患者经治疗后病情稳定，随后出现晕厥发作，心电图示窦性心动过缓。应采取的有效治疗措施是（   ）

A. 安装临时心脏起搏器   B. 静脉注射洋地黄

C. 静脉注射异丙肾上腺素   D. 肌内注射阿托品

E. 口服沙丁胺醇

10. 对该患者进行调脂治疗，控制 LDL – C 的目标值是（   ）

A. < 1.20mmol/L   B. < 1.40mmol/L

C. < 1.80mmol/L   D. < 2.60mmol/L

E. < 3.12mmol/L

四、B1 型题

A. 血浆脑钠肽   B. 心脏超声

C. 冠状动脉造影   D. 胸部 X 线

E. 心脏放射性核素检查

1. 有助于心力衰竭诊断及判断预后的辅助检查是（   ）

2. 有助于心脏瓣膜病诊断及病情评估的辅助检查是（   ）

A. 利尿剂   B. 血管紧张素转化酶抑制剂

C. β 受体阻滞剂   D. 血管紧张素 II 受体拮抗剂

E. 洋地黄制剂

3. 可以明显改善心力衰竭患者症状，减少住院率的药物是（   ）

4. 可以减少心力衰竭患者病情反复，降低猝死率的药物是（   ）

A. 白色泡沫样黏痰   B. 棕红色痰

C. 粉红色泡沫样痰   D. 灰白色浆液痰

E. 铁锈色痰

5. 肺炎链球菌肺炎患者典型痰液的性状是（   ）

6. 急性心力衰竭患者典型痰液的性状是（   ）

A. 劳力性呼吸困难   B. 食欲不振、腹胀

C. 心悸、胸闷   D. 乏力、疲倦

E. 尿少、水肿

7. 慢性左心衰竭患者最早出现的症状是（   ）

8. 慢性右心衰竭患者最早出现的症状是（   ）

A. 颈静脉充盈　　　　　　　　　　B. 心尖区奔马律

C. 水冲脉　　　　　　　　　　　　D. 下垂性水肿

E. 末梢发绀

9. 有助于诊断右心衰竭的体征是(　　)

10. 有助于诊断左心衰竭的体征是(　　)

A. 美托洛尔口服　　　　　　　　　B. 利多卡因静脉注射

C. 阿托品肌内注射　　　　　　　　D. 毛花苷 C 静脉注射

E. 胺碘酮静脉注射

11. 治疗风心病伴发快速室率性房颤应首选的药物是(　　)

12. 治疗急性心肌梗死出现的频发室性早搏应首选的药物是(　　)

A. Graham – Steell 杂音　　　　　　B. Austin – Flint 杂音

C. 胸骨左缘第 3 ~ 4 肋间收缩期杂音　D. 胸骨右缘第 2 肋间收缩期杂音

E. 胸骨左缘第 2 肋间收缩期杂音

13. 严重二尖瓣狭窄伴肺动脉高压常出现的杂音是(　　)

14. 严重主动脉瓣关闭不全伴相对性二尖瓣狭窄常出现的杂音是(　　)

A. 二尖瓣狭窄　　　　　　　　　　B. 二尖瓣关闭不全

C. 主动脉瓣狭窄　　　　　　　　　D. 主动脉瓣关闭不全

E. 肺动脉瓣狭窄

15. 易发生直立性、运动性晕厥的慢性心脏瓣膜病是(　　)

16. 出现头部搏动感、有节律性点头运动的慢性心脏瓣膜病是(　　)

A. 心排血量下降　　　　　　　　　B. 左室射血时间延长

C. 脉压差增大　　　　　　　　　　D. 心率增快

E. 左心室扩大

17. 主动脉瓣狭窄患者发生第二心音逆分裂的机制是(　　)

18. 主动脉瓣关闭不全患者出现水冲脉的机制是(　　)

A. 毛花苷 C　　　　　　　　　　　B. 利多卡因

C. 硝酸甘油　　　　　　　　　　　D. 非同步电复律

E. 心脏起搏

19. 急性心肌梗死患者发生室颤时应首选的治疗是(　　)

20. 急性心肌梗死患者发生频发室性早搏应首选的治疗是(　　)

五、X 型题

1. 急性心力衰竭的病因包括( )
   A. 重症心肌炎
   B. 急性心肌梗死
   C. 高血压危象
   D. 室性心动过速
   E. 高血压心脏病

2. 按照国际指南，判断心脏骤停的主要依据是( )
   A. 突然意识丧失
   B. 颈动脉搏动消失
   C. 双侧瞳孔散大
   D. 口唇、甲床发绀
   E. 心室颤动

3. 降压药物应用的基本原则是( )
   A. 初始治疗由小剂量开始
   B. 优选长效降压药
   C. 需要时联合用药
   D. 终生服药不间断
   E. 个体化治疗

4. 病毒性心肌炎的临床分型包括( )
   A. 亚临床型
   B. 轻症自限型
   C. 隐匿进展型
   D. 急性重症型
   E. 猝死型

5. 独立增加 ST 段抬高型心肌梗死死亡风险的因素包括( )
   A. 患者高龄
   B. 心力衰竭
   C. 心律失常
   D. 收缩压降低
   E. 血肌酐升高

6. 难治性高血压的常见原因是( )
   A. 治疗依从性差
   B. 体重增加
   C. 容量负荷过重
   D. 存在未觉察的继发原因
   E. 患者高龄

7. 既是抗心律失常药又是降压药的心血管疾病常用药物是( )
   A. α 受体阻滞剂
   B. β 受体阻滞剂
   C. 血管紧张素 II 受体拮抗剂
   D. 洋地黄制剂
   E. 钙通道阻滞剂

8. 长期持续血压升高可出现的并发症是( )
   A. 主动脉夹层
   B. 脑梗死
   C. 心力衰竭
   D. 尿毒症
   E. 冠心病

9. 初级心肺复苏的复苏内容包括( )
   A. 胸外心脏按压
   B. 早期除颤

C. 开放气道   D. 人工呼吸

E. 脑复苏

10. 下列各项，属于心房颤动病因的是（　　）

  A. 心脏瓣膜病   B. 高血压心脏病

  C. 甲状腺功能亢进症   D. 洋地黄中毒

  E. 慢 – 快综合征

六、名词解释

1. 心源性哮喘   2. 劳力性呼吸困难   3. 恶性心律失常

4. 阵发性房颤   5. 心脏性猝死   6. 白大衣高血压

7. 难治性高血压   8. 急性冠状动脉综合征   9. 稳定型心绞痛

10. 联合瓣膜病

七、问答题

1. 简述急性心力衰竭的一般治疗。
2. 简述慢性心力衰竭的临床分期、各期的定义及患病人群。
3. 简述按照左室射血分数（LVEF）心力衰竭的分型。
4. 何谓难治性心力衰竭？如何治疗？
5. 简述心房颤动的治疗原则。
6. 简述房室传导阻滞患者安装人工心脏起搏器的指征。
7. 按照国际指南，判断心脏骤停的依据是什么？
8. 心肺复苏有效的指征有哪些？
9. 简述非 ST 段抬高型急性冠脉综合征的诊断依据。
10. 诊断 ST 段抬高型急性冠脉综合征常用的辅助检查有哪些？其临床价值分别是什么？
11. 独立增加 ST 段抬高型急性冠脉综合征患者死亡风险的因素有哪些？
12. 简述 ST 段抬高型急性冠脉综合征患者急性期监护与一般治疗的内容。
13. 试述高血压病的治疗目标及降压药物使用的基本原则。
14. 高血压病患者长期持续血压升高可出现哪些并发症？
15. 试述难治性高血压的常见原因及治疗原则。
16. 简述扩张型心肌病的诊断要点。

八、案例分析题

患者，男，69 岁。突发胸骨后疼痛 2 小时就诊。患者 2 小时前与他人争吵时突发胸骨后疼痛，呈紧缩感，伴胸闷、大汗、恶心，舌下含服速效救心丸 5 粒，疼痛未缓解。接诊后连接心电监护仪时，患者突然抽搐，意识丧失，经胸外心脏按压后意识恢复。高血压病史 20 余年，服用降压药治疗。无冠心病、糖尿病病史。其父亲在 62 岁时死于急性心肌梗死。

查体：T 36.9℃，P 88 次/分，R 21 次/分，BP 90/60mmHg。神志清，口唇无紫绀，双肺底闻及细湿啰音，心率 88 次/分，节律规整，心音稍低钝，未闻及杂音，腹软，肝脾肋下均未触及，双下肢无水肿。

辅助检查：血 CK 152IU/L，CK-MB 8IU/L，肌钙蛋白 T 0.11ng/mL（正常值 < 0.05ng/mL）。

心电图检查结果见下图。

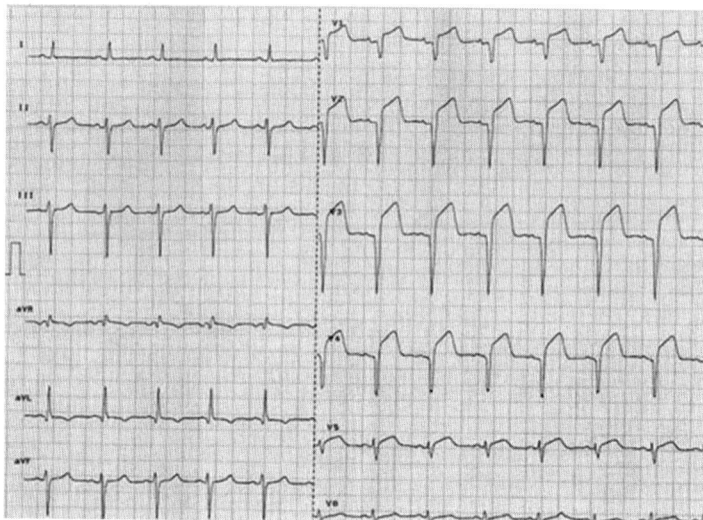

根据以上病史资料，回答下列问题

1. 该患者的初步诊断是什么？
2. 进一步确诊应给予哪些检查？
3. 给出当前的治疗措施。

参 考 答 案

一、A1 型题

1. A	2. D	3. E	4. B	5. D	6. E	7. E	8. E	9. E	10. C
11. A	12. B	13. E	14. B	15. E	16. A	17. A	18. B	19. D	20. B
21. C	22. A	23. D	24. D	25. B	26. D	27. D	28. E	29. B	30. B
31. E	32. A	33. D	34. D	35. C	36. E	37. A	38. D	39. C	40. C
41. C	42. A	43. E	44. A	45. E	46. A	47. B	48. C	49. D	50. D
51. C	52. D	53. B	54. A	55. A	56. D	57. C	58. C	59. B	60. B

二、A2 型题

1. D	2. D	3. B	4. A	5. A	6. B	7. A	8. D	9. D	10. B
11. D	12. C	13. D	14. B	15. E	16. B	17. B	18. D	19. C	20. B

三、A3 型题

1. A	2. B	3. A	4. C	5. E	6. B	7. D	8. D	9. A	10. C

四、B1 型题

1. A	2. B	3. E	4. C	5. E	6. C	7. A	8. B	9. A	10. B
11. D	12. B	13. A	14. B	15. C	16. D	17. B	18. C	19. D	20. B

五、X 型题

1. ABCD	2. ABE	3. ABCE	4. ABCDE	5. ABCDE
6. ABCD	7. BE	8. ABCDE	9. ABCD	10. ABCDE

六、名词解释

1. 心源性哮喘：心力衰竭患者病情加重出现夜间阵发性呼吸困难，常于熟睡后突然憋醒，伴阵咳、呼吸急促、咳粉红色泡沫样痰或呈哮喘发作状态，双肺可闻及哮鸣音，称心源性哮喘。

2. 劳力性呼吸困难：慢性心力衰竭患者在体力活动增加时，因运动使回心血量增加，左心房压力升高，发生肺淤血而出现气急、呼吸困难等症状，是左心衰竭最早出现的症状。

3. 恶性心律失常：心律失常一旦发生，立即引发显著的血流动力学异常，导致严重的心室低排，发作时患者可发生昏厥、Adams – Stokes 综合征甚至心脏骤停，如心室颤动、部分室性心动过速、高度房室传导阻滞等。

4. 阵发性房颤：是心房颤动的临床类型，是指心房颤动发作持续时间 <7 天，能自行终止发作，但可以反复发作。

5. 心脏性猝死：是指急性症状发作后 1 小时内发生的以意识骤然丧失为特征，由心脏原因引起的非外力性的自然死亡。

6. 白大衣高血压：是指患者在诊室测量的血压平均值超过正常上限，但家庭自测血压及动态血压监测的血压值在正常范围，是特殊类型的血压升高，多见于焦虑紧张、容易受环境影响的个体。

7. 难治性高血压：在改善生活方式的基础上，应用足够剂量且合理的 3 种降压药物（包括利尿剂）后，血压仍在目标水平之上，或至少需要 4 种药物才能使血压达标时，称难治性高血压。

8. 急性冠状动脉综合征：是指因冠状动脉粥样硬化斑块不稳定而发生破裂或糜烂，以继发完全或不完全性闭塞性血栓形成为病理基础，导致急性心肌缺血的临床综合征，包括不稳定性心绞痛、非 ST 段抬高型心肌梗死、ST 段抬高型心肌梗死和冠心病猝死。

9. 稳定型心绞痛：指稳定型劳累性心绞痛，是冠状动脉的严重狭窄稳定在一定的范围，由于体力劳累、情绪激动或其他增加心肌耗氧量的情况所诱发的心肌急剧的、暂时的缺血与缺氧，心绞痛发作时间相似，且每次发作的性质、诱因和部位等无明显变化，休息或用硝酸酯类药物后症状可缓解。

10. 联合瓣膜病：又称多瓣膜病，是指两个或两个以上的心脏瓣膜病变同时存在，如二尖瓣狭窄合并主动脉瓣关闭不全等。

七、简答题

1. 简述急性心力衰竭的一般治疗

（1）体位：给患者取半卧位或坐位，双腿下垂，减少静脉回流。

（2）吸氧：①1～2L/min 氧流量开始鼻导管吸氧，动脉血气分析结果显示无 CO_2 潴留者可采用 4～6L/min 高流量给氧。②呼吸性碱中毒患者应用面罩吸氧。③无创正压通气用于呼吸窘迫、呼吸性酸中毒和（或）低氧血症持续存在的患者。④气管插管机械通气用于呼吸衰竭患者无创正压通气失败或不能耐受或有治疗禁忌者。

（3）镇静：首选吗啡静脉注射或肌内注射，必要时每隔 15 分钟重复使用 1 次。年老体弱者吗啡应减量使用。伴有持续低血压、休克、慢性阻塞性肺疾病、颅内出血、意识障碍者禁用。

2. 简述慢性心力衰竭的临床分期、各期的定义及患病人群

慢性心力衰竭分为四个时期，即 ABCD 四个阶段，分别如下。

（1）阶段 A：即前心力衰竭。心力衰竭的高危人群（无心脏结构功能异常，无心力衰竭症状和体征）包括有高血压、冠心病、糖尿病、肥胖、代谢综合征、使用心脏毒性药物、酗酒史、风湿热史、心肌病家族史等的患者。

（2）阶段 B：即前临床心力衰竭。已发展成器质性心脏病，从无心力衰竭的症状和体征，包括左室肥厚、陈旧性心肌梗死、无症状的心脏瓣膜病等患者。

（3）阶段 C：即临床心力衰竭。有器质性心脏病，既往或目前有心力衰竭的症状和

体征，包括器质性心脏病患者伴运动耐量下降（呼吸困难、疲乏）和体液潴留。

（4）阶段 D：即难治性终末期心力衰竭。心衰患者经内科治疗后，休息时仍有症状，需要特殊干预，包括心力衰竭反复住院不能安全出院者，需要长期静脉用药者，等待心脏移植者，使用心脏机械辅助装置者。

3. 简述按照左室射血分数（LVEF）心力衰竭的分型

按照 LVEF，心力衰竭分为 3 个类型。

（1）射血分数降低的心衰（HFrEF）：LVEF < 40%。

（2）射血分数保留的心衰（HFpEF）：LVEF > 50%。

（3）射血分数中间值的心衰（HFmEF）：LVEF 40% ~ 49%。

4. 何谓难治性心力衰竭？如何治疗

（1）概念：难治性心力衰竭也称终末期心力衰竭，是指经规范内科治疗（包括外科干预治疗后），严重心衰症状仍持续存在或进展，常伴有心源性恶病质，且需要反复或长期住院的患者。

（2）治疗措施：①积极寻找潜在的原因如风湿活动、感染性心内膜炎、贫血、甲状腺功能亢进症、电解质紊乱、洋地黄应用过量、反复发生的小面积的肺栓塞及其他疾病如肿瘤等。②药物治疗：应用利尿剂控制水钠潴留是治疗成功的关键，控制每日水出入量，保持水的负平衡在 500 ~ 1500mL，同时限制钠摄入 < 2g/d；ACEI/ARB/β 受体阻滞剂从极小剂量开始使用；血管扩张剂和正性肌力药物等联合应用。③减少血容量：可进行血液超滤，减少血容量。④心脏再同步化起搏治疗：对非缺血性心肌病、LVEF ≤ 35%、窦性心律、长期药物治疗心功能Ⅲ级或非卧床Ⅳ级等患者，可应用心脏再同步治疗。⑤机械辅助装置植入或心脏移植：对不可逆心力衰竭者，可考虑机械辅助装置的植入或心脏移植。

5. 简述心房颤动的治疗原则

（1）寻找与纠正诱因和病因。

（2）终止房颤恢复窦律：在病因、诱因治疗的基础上，根据患者个体情况选择控制心室率和（或）复律治疗，必要时给予抗凝治疗。如无紧急复律的指征，可先控制心室率，去除病因，然后再酌情实施复律治疗。

（3）控制心室率：对房颤已持续数周且有临床症状的患者，首先应规范抗凝治疗和控制心室率，再进行恢复窦性心律的治疗。

（4）预防房颤复发。

（5）预防血栓栓塞并发症。

6. 简述房室传导阻滞患者安装人工心脏起搏器的指征

（1）伴有临床症状的所有高度及完全性房室传导阻滞患者。

（2）有症状的束支 - 分支水平的阻滞，间歇发生二度Ⅱ型房室传导阻滞者。

（3）心室率 < 50 次/分，有明显的临床症状，或间歇发生心室率 < 40 次/分，或有 > 3 秒的 R - R 间隔，无论有无症状者。

（4）房室传导阻滞患者因其他疾病的治疗需要应用减慢心率的药物者。

7. 按照国际指南，判断心脏骤停的依据是什么

心脏骤停的判断依据包括主要依据与次要依据。院外现场的判断最简单有效的方法是大动脉搏动消失，结合意识丧失、心音消失及次要依据综合判断；对院内患者的判断，心电图具有重要的判断价值。

（1）主要依据：①突然意识丧失。②心音或大动脉（颈动脉、股动脉）搏动消失。③心电图可以有 3 种表现：心室颤动、室性自主律、心室停搏。

（2）次要依据：次要依据可以及时提醒救治人员及早意识到可能发生心搏停止，警惕和考虑是否已发生或即将发生心搏停止。次要依据包括以下方面：①双侧瞳孔散大、固定，对光反射消失。②自主呼吸完全消失，或先呈叹息或点头状呼吸，随后自主呼吸消失。③口唇、甲床等末梢部位出现发绀。

8. 心肺复苏有效的指征有哪些

判断心肺复苏是否有效应快速、综合判断。

（1）自主心跳恢复：可闻及心音，触及大动脉搏动。心电图示窦性心律、房性或交界性心律，即使是心房扑动或颤动亦是自主心跳恢复的表现。

（2）瞳孔变化：散大的瞳孔回缩变小，对光反应恢复。

（3）意识好转：有脑功能开始好转的迹象，肌张力增加、自主呼吸恢复、吞咽动作出现。

9. 简述非 ST 段抬高型急性冠脉综合征的诊断依据

（1）根据典型的心绞痛症状、典型的缺血性心电图改变及心肌损伤标志物 cTn 及 CK－MB 测定，可以做出非 ST 段抬高型急性冠脉综合征，包括不稳定性心绞痛或非 ST 段抬高型心肌梗死的诊断。

（2）对非 ST 段抬高型心肌梗死，实验室检查的诊断价值更大，心肌损伤标志物 cTn 及 CK－MB 升高具有诊断价值。

（3）冠状动脉造影是诊断冠心病的重要方法，可以直接显示冠状动脉狭窄程度。

10. 诊断 ST 段抬高型急性冠脉综合征常用的辅助检查有哪些？其临床价值分别是什么

（1）心电图：具有特征性改变、动态性改变的特点，是诊断急性心肌损伤与心肌坏死的重要客观诊断依据，并可通过特征性改变出现的心电图导联评估心肌坏死的部位与范围。

（2）血心肌坏死标志物：常用肌红蛋白、血清肌钙蛋白及心肌酶等，其中血清肌钙蛋白 I（cTnI）或肌钙蛋白 T（cTnT）是诊断心肌梗死最特异和敏感的标志物，可反映微型梗死，推荐首选高敏肌钙蛋白。

（3）血液检查：血液一般检查、血沉增快、C 反应蛋白具有辅助诊断价值。

（4）放射性核素检查：正电子发射型计算机断层显像可观察心肌的代谢变化，判断心肌是否存活，是目前唯一能直接评价心肌存活的影像技术。

（5）超声心动图检查：有助于了解心室壁的运动和左心室功能，诊断室壁瘤和乳头肌功能失调，检测心包积液及室间隔穿孔等并发症。

11. 独立增加 ST 段抬高型急性冠脉综合征患者死亡风险的因素有哪些

（1）高龄。

（2）发生心力衰竭。

（3）出现心房颤动等心律失常。

（4）前壁心肌梗死。

（5）收缩压降低。

（6）血肌酐增高。

12. 简述 ST 段抬高型急性冠脉综合征患者急性期监护与一般治疗的内容

（1）休息与护理：急性期最初 12 小时完全卧床休息，并保持环境安静，解除焦虑；若无并发症和低血压，此后可逐步增加活动量。病重或有并发症者，卧床时间宜适当延长。饮食应以必需的热量和营养、易消化、低钠、低脂肪、流质或半流质为宜，病情稳定后逐渐改为软食；少量多餐，严禁饱餐。保持大便通畅。

（2）吸氧：对有呼吸困难和血氧饱和度降低者，最初几日间断或持续鼻导管或面罩吸氧。

（3）监护：应密切监测心电图、心率、心律、血压和心功能的变化等，必要时进行血流动力学监测，为适时进行治疗、避免猝死提供客观资料。

（4）建立静脉通道：保持给药途径通畅。

（5）抗血小板聚集：如无禁忌，立即嚼服肠溶阿司匹林 300mg、氯吡格雷 300mg，此后口服肠溶阿司匹林及氯吡格雷，每日 1 次。

13. 试述高血压病的治疗目标及降压药物使用的基本原则

（1）治疗目标：①一般患者应将血压降至 140/90mmHg 以下。②≥65 岁患者，可将收缩压控制在 150mmHg 以下，如能耐受可进一步降低。③伴有肾病、糖尿病或病情稳定的冠心病患者，一般应将血压降至 130/80mmHg 以下。④脑卒中后的高血压患者，血压控制目标为小于 140/90mmHg。⑤舒张压低于 60mmHg 的冠心病患者，应密切监测血压的情况使血压逐渐达标。

（2）药物治疗原则：①小剂量：对于轻、中高血压患者宜从小剂量或一般剂量开始，2~3 周后如血压未能满意控制可增加剂量或换用其他类药。②优选长效制剂：尽可能用每日 1 片的长效制剂，便于长期治疗且可减少血压波动。③联合用药：必要时可用 2 种或 2 种以上药物联合治疗，联合用药可减少每种用药剂量，减少副作用而降压作用增强。④个体化：强调根据每个患者的具体血压情况及共患病情况制定个体化的治疗及随访方案。

14. 高血压病患者长期持续血压升高可出现哪些并发症

（1）心脏并发症：左心室肥厚及高血压心脏病，合并冠心病时可有心绞痛、心肌梗死和猝死，晚期可发生心力衰竭。

（2）脑血管并发症：是我国高血压病最常见的并发症，包括短暂性脑缺血发作、脑血栓形成、脑栓塞、高血压脑病及脑出血等。

（3）肾脏并发症：随着病程进展，可出现蛋白尿，当肾功能进一步减退时血尿素氮、肌酐升高，最终发展为尿毒症。

（4）其他并发症：眼底血管被累及可出现视力进行性减退。大动脉并发症可见主动脉夹层动脉瘤形成，一旦发生破裂可危及患者生命。

15. 试述难治性高血压的常见原因及治疗原则

（1）常见原因：①未察觉的继发原因。②治疗依从性差。③仍在应用升血压药物。④改善生活方式失败，体重增加，重度饮酒。⑤容量负荷过重，包括利尿剂治疗不充分、进展性肾功能不全、高钠摄入。⑥假性难治疗性高血压的原因：单纯性诊所（白大衣）高血压、患者胳膊较粗时未使用较大的袖带。

（2）治疗原则：①最好转至高血压专科治疗。②多与患者沟通，提高长期用药的依从性，并严格限制钠盐摄入。③选用适当的联合治疗方案。④调整联合用药方案。在上述治疗失败后，可在严密观察下停用现有降压药，重新拟定治疗方案。

16. 简述扩张型心肌病的诊断要点

（1）扩张型心肌病的临床诊断要点：对于有心脏扩大、心律失常及心力衰竭表现，心脏超声显示有心脏扩大、心室收缩功能减低伴或不伴有充血性心力衰竭者，均应考虑本病。

（2）《中国扩张型心肌病诊断和治疗指南》（2018）诊断标准：①左心室舒张末内径＞5.0cm（女性）和＞5.5cm（男性）。②LVEF＜45%，LVFS＜25%。③发病时除外高血压、心脏瓣膜病、先天性心脏病或缺血性心脏病。

第三篇　消化系统疾病 ▷▷▷

一、A1 型题

1. 胃食管反流病最常见、最典型的症状是(　　　)
   A. 胸骨后疼痛
   B. 吞咽困难
   C. 反流与烧心
   D. 嗳气与口苦
   E. 胸闷与心悸

2. 诊断胃食管反流病最准确的辅助检查是(　　　)
   A. 食管钡剂造影
   B. 胃液分析
   C. 胃镜加组织活检
   D. 食管压力监测
   E. 24h 食管 pH 监测

3. 疑诊胃食管反流病但胃镜检查阴性者，应进一步选择的辅助检查是(　　　)
   A. X 线钡餐检查
   B. 胃液分析
   C. PPI 试验
   D. 血清胃泌素测定
   E. 大便隐血试验

4. 胃食管反流病有夜间酸突破患者，应采取的治疗措施是(　　　)
   A. 联合使用 PPI
   B. 联合使用 H_2RA
   C. 根治 Hp 四联疗法
   D. 抗反流手术治疗
   E. 内镜下射频消融术

5. 慢性胃炎的病因，不包括(　　　)
   A. 遗传因素
   B. Hp 感染
   C. 胆汁反流
   D. 非甾体类抗炎药
   E. 自身免疫因素

6. 诊断慢性胃炎最重要的辅助检查是(　　　)
   A. X 线钡餐检查
   B. 胃液分析
   C. 胃镜加组织活检
   D. 血清胃泌素测定
   E. 多次大便隐血试验

7. 与慢性胃炎发病相关的主要致病菌是(　　　)
   A. 沙门菌
   B. 副溶血弧菌
   C. 大肠埃希菌
   D. 金黄色葡萄球菌
   E. 幽门螺杆菌

8. 十二指肠溃疡发病的最主要因素是(　　　)

A. 胃酸分泌增高   B. 胃黏膜屏障减弱

C. 遗传因素   D. 免疫因素

E. 饮食不节

9. 非甾体类抗炎药引起胃溃疡的主要发病机制是(　　)

A. 胃排空延迟   B. 黏膜防御与修复能力减弱

C. 黏膜血流量减低   D. 细胞更新能力减弱

E. 胃酸、胃蛋白酶等侵蚀因素增强

10. 作为消化性溃疡常规检查并与治疗方案有关的辅助检查是(　　)

A. 电子胃镜   B. 粪便隐血试验

C. 血清胃泌素测定   D. Hp 检测

E. 胃液分析

11. 消化性溃疡常见的病变部位是(　　)

A. DU 十二指肠球部前壁，GU 胃窦部

B. DU 幽门管，GU 胃大弯

C. DU 十二指肠球部前壁，GU 胃底部

D. DU 幽门管，GU 胃窦部

E. DU 十二指肠球部前壁，GU 胃小弯

12. 消化性溃疡腹痛的特点，**错误**的是(　　)

A. 与饮食有关   B. 疼痛部位与范围固定

C. 具有周期性与节律性   D. 反复发作、病程长

E. 呈钝痛或烧灼痛

13. 诊断消化性溃疡急性穿孔的重要依据是(　　)

A. 急性剧烈腹痛   B. 外周血白细胞升高

C. 血糖显著升高   D. X 线腹透见膈下新月状透光影

E. 腹部超声见大量腹腔积液

14. 消化性溃疡最常见的并发症是(　　)

A. 上消化道出血   B. 胃肠穿孔

C. 幽门梗阻   D. 癌变

E. 大细胞性贫血

15. 下列疾病中常于深夜出现空腹痛的是(　　)

A. 胃溃疡   B. 十二指肠溃疡

C. 胆囊炎   D. 急性胰腺炎

E. 胃癌

16. X 线钡餐检查诊断消化性溃疡最有价值的改变是(　　)

A. 黏膜呈锯齿状增粗   B. 有激惹及变形

C. 龛影   D. 充盈缺损

    E. 胃壁蠕动减少呈皮革状

17. 下列各项，**不属于**胃溃疡特点的是（   ）

    A. 溃疡基底光滑、清洁   B. 直径 <2.5cm

    C. 溃疡边缘光整   D. 溃疡呈火山口状，底部凹凸不平

    E. 周围皱襞向溃疡聚集现象

18. 下列各项，与胃癌的发生**无关**的是（   ）

    A. 萎缩性胃炎   B. 胃溃疡

    C. 胃息肉   D. 胃平滑肌瘤

    E. 胃大部切除术残胃

19. 目前认为胃癌发病的饮食因素中主要相关物质是（   ）

    A. 苯并芘   B. 黄曲霉毒素

    C. 亚硝酸盐   D. 一氧化氮

    E. 甲醛

20. 胃癌普查常用的筛选试验是（   ）

    A. 胃镜及组织活检   B. 粪便隐血试验

    C. Hp 检测   D. 钡餐透视

    E. 胃液分析

21. 胃癌的好发部位依次是（   ）

    A. 胃窦、胃小弯、贲门   B. 贲门、胃窦、胃大弯

    C. 胃小弯、贲门、胃窦   D. 胃小弯、胃大弯、胃窦

    E. 胃窦、贲门、胃体

22. 胃癌最常见、最早出现的转移方式是（   ）

    A. 直接蔓延   B. 淋巴转移

    C. 血行转移   D. 种植转移

    E. 上行转移

23. 诊断早期胃癌最重要的方法是（   ）

    A. 癌胚抗原测定   B. 粪便隐血试验

    C. 胃液分析   D. X 线钡餐检查

    E. 胃镜检查

24. 胃癌血行转移最常转移的部位是（   ）

    A. 肝   B. 脾

    C. 骨骼   D. 胰腺

    E. 卵巢

25. 胃癌发生淋巴转移，查体可见肿大淋巴结的部位是（   ）

    A. 左腋窝下淋巴结   B. 左锁骨上淋巴结

    C. 颈前淋巴结   D. 颌下淋巴结

E. 枕后淋巴结

26. 下列各项，确诊消化性溃疡癌变最可靠的是（　　　）
    A. 上腹痛无节律性
    B. 粪便隐血试验持续阳性
    C. 胃酸分泌明显减少
    D. 胃钡透视见直径 2.5cm 龛影
    E. 胃镜下组织活检找到疑似癌细胞

27. 下列各项，**不属于**早期胃癌诊断依据的是（　　　）
    A. 病变仅限于黏膜
    B. 病变仅限于黏膜下层
    C. 无淋巴结转移
    D. 粪便隐血试验持续阳性
    E. 内镜下呈小息肉样隆起或凹陷

28. 目前认为唯一可治愈胃癌的方法是（　　　）
    A. 内镜下治疗
    B. 手术切除
    C. 化学治疗
    D. 靶向治疗
    E. 放射治疗

29. 困扰我国肠易激综合征患者的主要症状是（　　　）
    A. 腹痛
    B. 腹部不适
    C. 腹胀
    D. 腹泻
    E. 便秘

30. 肠易激综合征的治疗措施，**不包括**（　　　）
    A. 口服抗生素
    B. 应用解痉药缓解腹痛
    C. 需要时应用止泻药
    D. 认知行为治疗
    E. 调节肠道菌群

31. 溃疡性结肠炎患者常见的共患病，**不包括**（　　　）
    A. 糖尿病
    B. 结节性红斑
    C. 虹膜炎
    D. 系统性红斑狼疮
    E. 免疫性溶血性贫血

32. 提示溃疡性结肠炎处于活动期的重要表现是（　　　）
    A. 腹泻和黏液脓血便
    B. 发热和腹痛
    C. 排便次数增多
    D. 腹部包块
    E. 体重下降

33. 轻、中度溃疡性结肠炎的首选治疗药物是（　　　）
    A. 替硝唑
    B. 羟氨苄青霉素
    C. 柳氮磺吡啶
    D. 甲泼尼龙
    E. 环孢素

34. 诊断溃疡性结肠炎最重要的方法是（　　　）
    A. 血液一般检查
    B. 免疫指标检查
    C. 粪便培养
    D. 腹部 CT

E. 结肠镜检查

35. 下列各项，**不符合**溃疡性结肠炎腹痛特点的是（　　）
    A. 均有明显的腹痛
    B. 多位于左下腹或下腹
    C. 伴有腹部压痛
    D. 发生结肠扩张时可有持续性腹痛
    E. 有疼痛→便意→排便→缓解的规律

36. 判断重型溃疡性结肠炎的依据，**错误**的是（　　）
    A. 腹泻次数 >4 次／日
    B. 肉眼可见脓血便
    C. 体温 >37.8℃
    D. 血红蛋白≤100g/L
    E. 血沉 >30mm/h

37. 关于溃疡性结肠炎急性发作期的一般治疗，**错误**的是（　　）
    A. 进食流质饮食
    B. 病情严重者禁食
    C. 贫血者可输血
    D. 腹泻者应用止泻药
    E. 心理疏导

38. 溃疡性结肠炎病变主要累及的部位是（　　）
    A. 回肠末段及升结肠
    B. 直肠及乙状结肠
    C. 降结肠与乙状结肠
    D. 横结肠
    E. 全结肠

39. 溃疡性结肠炎急性期容易发生的电解质紊乱是（　　）
    A. 低钠血症
    B. 低氯血症
    C. 低钾血症
    D. 低钙血症
    E. 低镁血症

40. 我国肝硬化的主要病因是（　　）
    A. 慢性酒精中毒
    B. 非酒精性脂肪性肝病
    C. 病毒性肝炎
    D. 慢性右心衰竭
    E. 胆汁淤积性肝病

41. 属于肝硬化内分泌失调引起的临床表现是（　　）
    A. 营养障碍
    B. 贫血及出血倾向
    C. 肝掌及蜘蛛痣
    D. 恶心及腹泻
    E. 腹泻及舌炎

42. 肝硬化最常见的并发症是（　　）
    A. 上消化道出血
    B. 肝性脑病
    C. 肝肾综合征
    D. 感染
    E. 肝癌

43. 肝硬化患者并发上消化道出血的原因是（　　）
    A. 食道胃底静脉曲张破裂
    B. 胃黏膜糜烂
    C. 继发性脾功能亢进
    D. 凝血因子生成减少

E. 继发免疫性血小板减少症

44. 晚期肝硬化患者最严重并为最常见死亡原因的并发症是(　　)

    A. 上消化道出血　　　　　　　B. 原发性肝癌

    C. 自发性腹膜炎　　　　　　　D. 肝肾综合征

    E. 肝性脑病

45. 有助于诊断慢性肝性脑病的血液检查指标是(　　)

    A. 尿素氮　　　　　　　　　　B. 氨

    C. 胆红素　　　　　　　　　　D. 白蛋白

    E. 丙氨酸转氨酶

46. 肝硬化患者应用利尿剂治疗腹水应首选的药物是(　　)

    A. 甘露醇　　　　　　　　　　B. 利尿酸钠

    C. 螺内酯　　　　　　　　　　D. 氢氯噻嗪

    E. 呋塞米

47. 肝性脑病患者镇静治疗应禁用的药物是(　　)

    A. 异丙嗪　　　　　　　　　　B. 地西泮

    C. 氯苯那敏　　　　　　　　　D. 苯巴比妥

    E. 苯海拉明

48. child – pugh 法评估肝硬化患者肝脏储备功能的指标，**不包括**(　　)

    A. 肝性脑病　　　　　　　　　B. 腹水

    C. 碱性磷酸酶　　　　　　　　D. 白蛋白

    E. 凝血酶原时间

49. 肝硬化患者的饮食治疗原则，**错误**的是(　　)

    A. 高热量　　　　　　　　　　B. 高蛋白

    C. 富含维生素　　　　　　　　D. 低脂肪

    E. 富含叶酸

50. 肝性脑病患者给予肠道消毒剂的主要治疗目的是(　　)

    A. 清除致病菌的毒素　　　　　B. 减少致病菌的形成

    C. 预防感染性腹膜炎　　　　　D. 抑制肠道细菌减少氨的形成

    E. 预防肠道感染

51. 肝硬化患者出现稀释性低钠血症，应采取的治疗是(　　)

    A. 应用利尿剂　　　　　　　　B. 补充氯化钠

    C. 限制液体摄入　　　　　　　D. 补充氯化钾

    E. 大量抽取腹水

52. 肝性脑病患者减少肠内氮源性毒物吸收的治疗，**错误**的是(　　)

    A. 禁食蛋白质　　　　　　　　B. 清洁肠道

    C. 口服乳果糖　　　　　　　　D. 应用益生菌制剂

E. 补充支链氨基酸

53. 原发性肝癌最早出现、最常见的转移方式是（　　　）

  A. 淋巴转移   B. 肝内血行转移

  C. 肝外血行转移   D. 种植转移

  E. 直接蔓延

54. 与原发性非酒精性脂肪性肝病发病有关的因素是（　　　）

  A. 胰岛素抵抗   B. 代谢性脂肪肝

  C. 营养不良   D. 药物

  E. 广泛小肠切除

55. 纳入原发性非酒精性脂肪性肝病诊断依据的辅助检查指标是（　　　）

  A. 血清转氨酶、γ – GT、转铁蛋白   B. 血清转氨酶、γ – GT、白蛋白

  C. 凝血酶原时间、γ – GT、A/G   D. 血清转氨酶、γ – GT、总胆红素

  E. 白蛋白、γ – GT、总胆红素

56. 原发性肝癌癌细胞最多见的来源是（　　　）

  A. 肝细胞   B. 胆管上皮细胞

  C. 肝血管内皮细胞   D. 肝内胶原细胞

  E. 肝内血管平滑肌细胞

57. 目前原发性肝癌筛查的首选方法是（　　　）

  A. 腹部 CT   B. PET – CT

  C. 肝动脉造影   D. 肝脏核素显像

  E. 腹部超声

58. 血 AFP 对于原发性肝癌的临床应用价值，**不包括**（　　　）

  A. 普查   B. 诊断

  C. 临床分期   D. 疗效判断

  E. 预测复发

59. 原发性肝癌最有效的治疗是（　　　）

  A. 放射性治疗   B. 局部消融治疗

  C. 靶向治疗   D. 手术治疗

  E. 肝移植术

60. 原发性肝癌发病的高危人群，**不包括**（　　　）

  A. 慢性肝炎患者   B. 艾滋病患者

  C. 肝硬化患者   D. 年龄 >35 岁的 HBV 感染者

  E. 年龄 >35 岁的 HCV 感染者

61. 下列各项，与原发性肝癌发病**无关**的是（　　　）

  A. 黄曲霉污染食物   B. 肝硬化病史

  C. 华支睾吸虫胆道感染史   D. 甲型病毒性肝炎

E. 饮用水污染

62. 属于原发性肝癌患者伴癌综合征的临床表现是(　　)

    A. 低胆固醇血症　　　　　　　　B. 自发性低血糖症

    C. 低钙血症　　　　　　　　　　D. 血小板减少症

    E. 粒细胞减少症

63. 原发性肝癌患者出现血性腹水，应首先考虑的诊断是(　　)

    A. 自发性腹膜炎　　　　　　　　B. 继发性腹膜炎

    C. 腹腔内转移　　　　　　　　　D. 门静脉血栓形成

    E. 肝癌肿块破裂

64. 排除其他疾病后，AFP 诊断原发性肝癌的标准是(　　)

    A. $>400\mu g/mL$　　　　　　　　B. $>800\mu g/mL$

    C. $>200\mu g/mL$ 持续 1 周　　　　D. $>200\mu g/mL$ 持续 2 周

    E. $>200\mu g/mL$ 持续 4 周

65. 急性脂源性胰腺炎的病因是(　　)

    A. 血 TG$\geqslant$8.8mmol/L　　　　B. 血 TG$\geqslant$11.1mmol/L

    C. 血 TC$\geqslant$8.1mmol/L　　　　D. 血 LDL$-$C$\geqslant$5.1mmol/L

    E. 血 TC$\geqslant$11.1mmol/L

66. 与急性胰腺炎发病相关的药物，**不包括**(　　)

    A. 糖皮质激素　　　　　　　　　B. 噻嗪类利尿剂

    C. 四环素类　　　　　　　　　　D. 磺胺类

    E. 贝特类

67. 下列关于急性胰腺炎腹痛的叙述，**错误**的是(　　)

    A. 多于饱餐后突然出现　　　　　B. 呈持续性

    C. 多位于上腹及左上腹部　　　　D. 呈束带状向背部放射

    E. 程度与病情严重度相关

68. 对于鉴别轻型与重型急性胰腺炎意义不大的临床表现是(　　)

    A. 腹肌张力增加　　　　　　　　B. 反跳痛阳性

    C. 上腹部压痛、拒按　　　　　　D. 肠鸣音消失

    E. Cullen 征阳性

69. 急性胰腺炎患者最常见的全身并发症是(　　)

    A. 全身炎症反应综合征　　　　　B. 多系统器官功能障碍综合征

    C. 急性呼吸窘迫综合征　　　　　D. 感染性休克

    E. 肠道功能衰竭

70. 血清淀粉酶诊断急性胰腺炎的标准是(　　)

    A. 超过正常上限　　　　　　　　B. 超过正常上限 2 倍

    C. 超过正常上限 3 倍　　　　　　D. 超过正常上限 4 倍

E. 呈动态性升高

71. 急性胰腺炎早期液体复苏治疗复苏成功的表现是(　　)
    A. 心率 <100 次/分
    B. SBP >120mmHg
    C. 尿量 >30mL/（kg·h）
    D. 血 BUN <7.14mmol/L
    E. 红细胞比容 35% ~44%

72. 急性重症胰腺炎中期患者的治疗重点是(　　)
    A. 液体复苏
    B. 稳定内环境
    C. 肠功能维护
    D. 综合防治感染
    E. 外科手术干预

73. 急性上消化道出血最常见的病因是(　　)
    A. 急性糜烂出血性胃炎
    B. 消化性溃疡
    C. 食管癌
    D. 食管胃底静脉曲张
    E. 胃癌

74. 急性上消化道出血患者一般可引起呕血的胃内积血量至少是(　　)
    A. 100 ~150mL
    B. 150 ~200mL
    C. 200 ~250mL
    D. 250 ~300mL
    E. 300 ~400mL

75. 急性上消化道出血患者再出血的危险因素，**不包括**(　　)
    A. 年龄≥65 岁
    B. 发生休克
    C. 有严重合并症
    D. 低血红蛋白浓度
    E. 低血小板计数

76. 急性上消化道出血患者放在首位的治疗措施是(　　)
    A. 禁食
    B. 抗休克
    C. 止血治疗
    D. 缓解紧张情绪
    E. 中心静脉压监测

77. 非静脉曲张性急性上消化道出血常规使用的止血药物是(　　)
    A. 质子泵抑制剂
    B. 血管加压素
    C. 生长抑素
    D. 血小板悬液
    E. 止血芳酸

78. 静脉曲张性急性上消化道出血的老年患者，使用血管加压素时应同时使用的药物是(　　)
    A. 毛花苷 C
    B. 硝酸甘油
    C. 多巴胺
    D. 哌唑嗪
    E. 间羟胺

79. 静脉曲张性及非静脉曲张性急性上消化道出血患者，在无禁忌证的前提下，应实施内镜检查的时间分别是(　　)

  A. 2 小时内；6 小时内   B. 6 小时内；8 小时内

  C. 8 小时内；12 小时内   D. 12 小时内；24 小时内

  E. 24 小时内；48 小时内

80. 年龄 >50 岁的急性上消化道出血患者手术治疗的指征是（ ）

  A. 经内科治疗 >6 小时出血不止   B. 经内科治疗 >12 小时出血不止

  C. 经内科治疗 >24 小时出血不止   D. 经内科治疗 >48 小时出血不止

  E. 经内科治疗 >72 小时出血不止

二、A2 型题

1. 患者，女，46 岁。半年来上腹部隐痛，腹胀，食欲减退，消瘦无力，胃镜检查示胃体前壁黏膜呈颗粒样，粗糙不平，有红白相间征象，黏膜活检见淋巴细胞及浆细胞浸润。应考虑的诊断是（ ）

  A. 浅表性胃炎   B. 萎缩性胃炎

  C. 糜烂性胃炎   D. 早期胃癌

  E. 腐蚀性胃炎

2. 患者，男，43 岁。肝硬化病史 8 年，近来尿量明显减少，伴软弱无力，无食欲，血压 90/60mmHg，急查血生化示 Na^+ 122mmol/L，BUN13.7mmol/L。应首先考虑的诊断是（ ）

  A. 原发性腹膜炎   B. 急性肾衰竭

  C. 感染性休克   D. 肝肾综合征

  E. 门静脉血栓形成

3. 患者，男，50 岁。近 1 个月来上腹胀满不适，餐后加重，既往有慢性上腹痛病史，多于餐后出现，伴反酸、恶心。查体：腹部见蠕动波，振水音（＋）。应首先考虑的诊断是（ ）

  A. 十二指肠溃疡并发肠梗阻   B. 胃溃疡并发幽门梗阻

  C. 慢性胃体炎并发贲门梗阻   D. 慢性胃窦炎并发幽门梗阻

  E. 肝硬化并发腹水

4. 患者，男，57 岁。胃溃疡病史 12 年，每遇季节交替时出现规律性腹痛，腹痛多于餐后半小时发生，口服 PPI 后可缓解，近 2 个月上腹痛失去原有规律性，伴反酸、嗳气，进食后上腹胀满不适，内科治疗效果不明显。明确诊断应首选的辅助检查是（ ）

  A. 上消化道钡透检查   B. 腹部超声检查

  C. 胃酸测定   D. 粪便隐血试验

  E. 胃镜和组织活检

5. 患者，男，27 岁。长期工作压力大，饮食不规律。近半年来进食后出现上腹痛，伴腹泻，排便次数增多，排便后腹痛多可缓解，进食生冷、刺激性食物尤为明显，反复

就诊查粪便常规均未见明显异常。应首先考虑的诊断是(　　)

    A. 慢性胃炎　　　　　　　　　　B. 消化性溃疡

    C. 肠易激综合征　　　　　　　　D. 溃疡性结肠炎

    E. 慢性细菌性痢疾

6. 患者，男，39岁。十二指肠溃疡病史5年，数小时前进食后突然出现上腹剧痛，伴全身乏力、出汗、心悸，查体呈急性病容，冷汗淋漓，腹肌张力增加，全腹压痛，反跳痛(＋)。可协助快速确诊的辅助检查是(　　)

    A. 上消化道钡透检查　　　　　　B. 腹部超声检查

    C. 立位腹部 X 线透视　　　　　　D. 腹部 CT

    E. 急诊胃镜

7. 患者，男，55岁。胃溃疡病史15年，Hp 阳性，未按医嘱规范治疗，近2个月症状复发，内科药物治疗症状未缓解，连续粪便隐血试验均呈阳性。应首先排除的诊断是(　　)

    A. 胃溃疡活动期　　　　　　　　B. 十二指肠慢性穿孔

    C. 胃溃疡癌变　　　　　　　　　D. 慢性胃炎

    E. 胃食管反流病

8. 患者，男，28岁。慢性腹泻病史4年，排便4~5次/日，常带少量脓血，多次粪便培养呈阴性，结肠镜检查乙状结肠、直肠黏膜充血，有散在浅溃疡。应首选的治疗药物是(　　)

    A. 柳氮磺吡啶　　　　　　　　　B. 氧氟沙星

    C. 甲泼尼龙　　　　　　　　　　D. 替硝唑

    E. 乳酸杆菌制剂

9. 患者，男，32岁。慢性腹泻病史4年，排便4~5次/日，常带少量脓血，多次粪便培养均为阴性，间断药物治疗，2个月前劳累后病情加重，排便增加至6~8次/日，多为脓血便，伴腹痛，午后低热，按医嘱应用柳氮磺吡啶治疗，症状未缓解。进一步的治疗措施是(　　)

    A. 加用氧氟沙星　　　　　　　　B. 加用泼尼松龙

    C. 加用环孢素 A　　　　　　　　D. 联合使用替硝唑

    E. 联合使用环磷酰胺

10. 患者，女，25岁。无明显诱因出现腹泻、腹痛数月，大便3~4次/日，便量少，呈黏液脓血便，便后腹痛可缓解，伴消瘦，反复粪便培养均呈阴性。为确诊最重要的辅助检查是(　　)

    A. 血液一般检查　　　　　　　　B. 免疫指标检查

    C. 粪便分枝杆菌培养　　　　　　D. 腹部 MRI

    E. 结肠镜检查

11. 患者，男，40岁。有慢性乙型肝炎病史14年，近来腹胀、纳差伴消瘦。查体：

巩膜黄染，右上腹部触到约鸡蛋大小的包块，质地较硬，表面不光滑，无明显触痛。有助于鉴别肿块性质的辅助检查是(　　)

  A. 血 AFP   B. 腹部超声

  C. 腹部 MRI   D. 肝功能指标

  E. 血 CEA

  12. 患者，男，45 岁。因不规则发热 3 个月，伴右上腹胀痛就诊。查体颈部见数个蜘蛛痣，肝肋下可触及约 4cm，质硬，稍触痛，可闻及血管杂音，脾肋下触及约 1.5cm。辅助检查：血 WBC $5 \times 10^9/L$，N 64%，AFP 58μg/mL，ALT 60U/L，HBsAg（＋）。应首先考虑的诊断是(　　)

  A. 肝脓肿   B. 原发性肝癌

  C. 慢性活动性肝炎   D. 肝硬化

  E. 肝血管瘤

三、A3 型题

(1～3 题共用病案)

  患者，男，47 岁。慢性胃炎病史 12 年，每遇季节交替时出现上腹痛，腹痛多于餐后半小时发生，口服 PPI 后症状可缓解，近 2 个月上腹痛失去原有特点，伴反酸、嗳气，进食后上腹胀满不适，内科治疗效果不明显。胃镜检查示黏膜红白相间，以白色为主，黏膜皱襞变平，血管显露，于胃窦部见黏膜局部凹陷，直径约 2.5cm，底部粗糙不平，可见黏膜皱襞中断。

  1. 应首先考虑的诊断是(　　)

  A. 胃溃疡   B. 慢性萎缩性胃炎

  C. 胃癌   D. 十二指肠炎

  E. 胃息肉

  2. 对诊断具有决定意义的辅助检查是(　　)

  A. 多次粪便培养   B. 血培养

  C. 腹部 CT 检查   D. 肿瘤标志物检查

  E. 组织病理学检查

  3. 应首选的治疗是(　　)

  A. 根除 Hp 四联疗法   B. 手术治疗

  C. 内镜下治疗   D. 放射治疗

  E. 对症治疗

(4～7 题共用病案)

  患者，男，25 岁。近半年来每遇劳累即出现腹泻伴有腹部隐痛，大便 4～6 次/日，呈少量脓血便，便后腹痛可缓解，伴有里急后重，近半年体重下降约 8kg，多次粪便培养均未见异常。

4. 应首先考虑的诊断是（   ）

  A. 克罗恩病   B. 肠结核

  C. 结肠癌   D. 溃疡性结肠炎

  E. 肠易激综合征

5. 为确诊应首选的辅助检查是（   ）

  A. 多次粪便培养   B. 血培养

  C. 免疫功能检查   D. X 线钡剂灌肠

  E. 结肠镜检查

6. 根据病史资料，该患者当前的病情严重程度分级是（   ）

  A. 轻度   B. 中度

  C. 重度   D. 极重度

  E. 暂不能分级

7. 当前应首选的主要治疗是（   ）

  A. 口服泼尼松   B. 口服诺氟沙星

  C. 口服柳氮磺吡啶   D. 手术治疗

  E. 内镜下微创治疗

(8~10 题共用病案)

患者，男，37 岁。因黑便 2 天，伴呕血 1 天就诊，既往有 HbsAg（＋）史及胃溃疡病史。查体：T 37.7℃，P 118 次/分，R 21 次/分，BP 96/70mmHg。急性病容，前胸可见数个蜘蛛痣，双肺未见异常，心率 118 次/分，律齐，全腹无压痛及肌紧张，脾肋下触及约 8cm，移动性浊音（＋），肠鸣音 12 次/分。急查血常规示 HGB 58g/L。

8. 与本次上消化道出血相关的基础原发病是（   ）

  A. 肝硬化   B. 胃溃疡

  C. 胃癌   D. 溃疡性结肠炎

  E. 脾功能亢进症

9. 提示患者仍有继续出血的临床表现是（   ）

  A. 肠鸣音 5 次/分   B. 网织红细胞计数升高

  C. 血 BUN 进行性升高   D. 体温 37.8℃

  E. 心率 108 次/分

10. 结合病史资料，该患者应首选的止血药物是（   ）

  A. 质子泵抑制剂   B. 血管加压素

  C. 生长抑素   D. 血小板悬液

  E. 止血芳酸

四、B1 型题

A. 胃小弯   B. 胃窦部

C. 胃角   D. 胃底部

E. 幽门管

1. 胃癌的好发部位是(　　　)

2. 胃溃疡的好发部位是(　　　)

A. 位于剑突下或偏左侧   B. 多在中上腹正中或偏右侧

C. 上腹痛放射至右上腹及背部   D. 上腹痛剧烈无规律性

E. 突发中上腹剧痛向背部放射

3. 胃溃疡患者疼痛的特点是(　　　)

4. 急性胰腺炎患者疼痛的特点是(　　　)

A. 直接蔓延   B. 血行转移

C. 上行转移   D. 淋巴转移

E. 种植转移

5. 胃癌最早、最常见的转移方式是(　　　)

6. 肝癌最早、最常见的转移方式是(　　　)

A. 苯并芘   B. 亚硝酸盐

C. 黄曲霉毒素   D. 一氧化碳

E. 放射性物质

7. 与胃癌发病关系密切的物质是(　　　)

8. 与肝癌发病关系密切的物质是(　　　)

A. 腹泻腹痛   B. 腹部压痛

C. 里急后重   D. 黏液血便

E. 肠鸣音减弱

9. 溃疡性结肠炎最主要的症状是(　　　)

10. 溃疡性结肠炎活动期的重要表现是(　　　)

五、X 型题

1. 胃食管反流病患者最常见和典型的症状是(　　　)

A. 胸骨后隐痛   B. 反流

C. 口苦口干   D. 烧心

E. 胸闷

2. 可损伤胃黏膜作为急性胃炎病因的药物是（　　）

    A. 阿司匹林　　　　　　　　　　B. 吲哚美辛

    C. 口服氯化钾　　　　　　　　　D. 地塞米松

    E. 右旋糖酐铁

3. 早期胃癌的临床特点是（　　）

    A. 病变局限于黏膜层　　　　　　B. 病变不超过黏膜下层

    C. 无淋巴结转移　　　　　　　　D. 息肉型最多见

    E. 手术切除为主要治疗

4. 溃疡性结肠炎的肠外表现是（　　）

    A. 关节炎　　　　　　　　　　　B. 结节性红斑

    C. 虹膜炎　　　　　　　　　　　D. 强直性脊柱炎

    E. 口腔复发性溃疡

5. 重度溃疡性结肠炎的临床表现是（　　）

    A. 腹泻≥6 次/日　　　　　　　　B. 体温 >37.8℃

    C. 脉搏 >90 次/分　　　　　　　D. 血红蛋白 <100g/L

    E. 血沉 >30mm/h

6. 肝硬化肝功能减退的表现是（　　）

    A. 肝病面容　　　　　　　　　　B. 夜盲

    C. 脾肿大　　　　　　　　　　　D. 紫癜

    E. 蜘蛛痣

7. 属于肝硬化 child – pugh 分级评估的指标是（　　）

    A. 肝性脑病分期　　　　　　　　B. 腹水程度

    C. 血胆红素水平　　　　　　　　D. 血白蛋白水平

    E. 凝血酶原时间延长

8. 用于诊断非酒精性脂肪性肝病的实验室检查项目是（　　）

    A. 血清转氨酶　　　　　　　　　B. 血清 γ – GT

    C. 转铁蛋白　　　　　　　　　　D. 血清总胆红素

    E. 血清碱性磷酸酶

9. 血清 AFP 检测用于原发性肝细胞癌的临床价值包括（　　）

    A. 普查　　　　　　　　　　　　B. 诊断

    C. 疗效判断　　　　　　　　　　D. 预测复发

    E. 评估预后

10. 下列各项，属于急性胰腺炎的全身并发症的是（　　）

    A. 全身炎症反应综合征　　　　　B. 脓毒症

    C. 急性呼吸衰竭　　　　　　　　D. 消化道出血

E. 急性肾衰竭

11. 能反映急性胰腺炎严重程度的血清标志物是(   )

A. C 反应蛋白   B. 血清降钙素原

C. 血清肌酐   D. 血清钙

E. 空腹血糖

12. 通过减少胰腺分泌、抑制胰酶活性治疗急性胰腺炎的措施是(   )

A. 禁食   B. 胃肠减压

C. 应用生长抑素   D. 应用质子泵抑制剂

E. 应用抑肽酶

13. 提示急性上消化道出血患者仍有继续出血的临床表现是(   )

A. 肠鸣音减弱或消失   B. 经补液治疗血压不升

C. 血红蛋白进行性下降   D. 尿量正常，血尿素氮持续升高

E. 网织红细胞计数持续升高

14. 急性上消化道出血紧急输血治疗的指征是(   )

A. 体位改变时出现晕厥   B. 失血性休克

C. 血红蛋白 $<70g/L$ D. 红细胞比容 $<25\%$

E. 尿量小于 $30mL/h$

15. 肝硬化患者并发肝性脑病的常见诱因是(   )

A. 消化道出血   B. 高蛋白饮食

C. 电解质紊乱   D. 大量抽放腹水

E. 便秘

六、名词解释

1. 烧心   2. 异型增生   3. 早期胃癌

4. 皮革胃   5. 功能性消化不良   6. 肝性脑病

7. 肝肾综合征   8. 夜间酸突破   9. 急性胆源性胰腺炎

10. 急性脂源性胰腺炎   11. 胰卒中   12. 胰性脑病

13. 急性上消化道出血   14. 肠源性氮质血症   15. 癌前疾病

七、简答题

1. 简述慢性胃炎的病因。

2. 简述消化性溃疡腹痛的特点。

3. 消化性溃疡可出现哪些并发症？

4. 试述消化性溃疡的治疗原则及治疗措施。

5. 简述胃癌的病理学分期。

6. 简述胃癌的治疗原则。

7. 简述肠易激综合征的临床分型。

8. 试述非酒精性脂肪性肝病的诊断标准。

9. 如何鉴别原发性与继发性肝癌?

10. 试述急性重症胰腺炎的治疗。

11. 如何根据临床表现评估急性上消化道出血的出血量?

12. 如何进行急性上消化道出血再出血风险评估?

八、案例分析题

患者,男,33 岁。因反复黑便 2 周,伴呕血 1 天急诊。患者 3 周前进食后感上腹不适,偶有嗳气、反酸,自服奥美拉唑后症状可缓解,但发现粪便呈黑色,排便次数较以往增多,2~3 次/日,呈稀便。1 天前患者进食刺激性食物后,感觉上腹不适加重,伴恶心,并排出柏油样便约 600mL,随后呕出暗红色血液,混有胃内容物约 600mL,站起时晕倒,由家人送来急诊。发病以来乏力明显,无发热,体重无明显变化。既往有 HbsAg 阳性史及胃溃疡病史,间断服用制酸剂治疗。否认高血压、结核病病史。

查体:T 37.7℃,P 122 次/分,R 20 次/分,BP 90/64mmHg。急性病容,皮肤黏膜苍白,前胸可见数个蜘蛛痣,浅表淋巴结未触及肿大,巩膜可疑黄染,双肺未见异常,心率 122 次/分,律齐,腹部稍膨隆,未见腹壁静脉曲张,全腹无压痛及肌紧张,肝脏肋下未触及,脾肋下触及约 8cm,质硬,移动性浊音(+),肠鸣音 12 次/分。入院后急查血常规示 HGB 58g/L。

根据以上病史资料,回答以下问题

1. 依次写出该患者的初步诊断。

2. 应与哪些疾病进行鉴别诊断?

3. 进一步明确诊断需做哪些检查?

4. 给出当前的治疗方案。

参 考 答 案

一、A1 型题

1. C	2. C	3. C	4. B	5. A	6. C	7. E	8. A	9. B	10. D
11. A	12. B	13. D	14. A	15. B	16. C	17. D	18. D	19. C	20. B
21. E	22. B	23. E	24. E	25. B	26. E	27. C	28. B	29. A	30. A
31. A	32. A	33. C	34. E	35. A	36. A	37. D	38. B	39. C	40. C

41. C	42. A	43. A	44. E	45. B	46. C	47. D	48. C	49. E	50. D
51. C	52. E	53. B	54. A	55. A	56. A	57. E	58. C	59. D	60. B
61. D	62. B	63. C	64. A	65. B	66. E	67. E	68. C	69. A	70. C
71. D	72. D	73. B	74. D	75. E	76. B	77. A	78. B	79. D	80. C

二、A2 型题

1. B	2. D	3. B	4. E	5. C	6. C	7. C	8. A	9. B	10. E
11. A	12. D								

三、A3 型题

1. C	2. E	3. B	4. D	5. E	6. B	7. C	8. B	9. C	10. A

四、B1 型题

1. B	2. C	3. A	4. E	5. D	6. B	7. B	8. C	9. A	10. D

五、X 型题

1. BD	2. ABCDE	3. ABE	4. ABCDE	5. ABCDE
6. ABDE	7. ABCDE	8. ABC	9. ABCD	10. ABCDE
11. ABCDE	12. ACDE	13. BCDE	14. ABCD	15. ABCDE

六、名词解释

1. 烧心：是指胸骨后或剑突下烧灼样感觉，常自胸骨下段向上延伸。烧心是消化系统疾病的常见症状，多见于胃食管反流病、慢性胃炎、消化性溃疡等。

2. 异型增生：表现为细胞异型性和腺体结构的紊乱，为胃上皮或化生的肠上皮在再生过程中发生发育异常所致，世界卫生组织推荐使用的术语是上皮内瘤变。异型增生是慢性胃炎的病理学特征，是胃癌的癌前病变。

3. 早期胃癌：是胃癌的病理学分期，指病灶局限于黏膜和黏膜下层，不论有无局部淋巴结转移的胃癌。

4. 皮革胃：是进展期胃癌的病理类型Ⅳ型，又称弥漫浸润型胃癌，癌组织发生于黏膜表层之下，在胃壁内向四周弥漫浸润扩散，同时伴有纤维组织增生，病变累及全胃，可使整个胃壁增厚、变硬，称皮革胃。

5. 功能性消化不良：是指具有餐后饱胀不适、早饱感、上腹痛、上腹烧灼感中的1项或多项症状，但不能用器质性、系统性或代谢性疾病等解释产生症状原因的一种功能性消化系统疾病。

6. 肝性脑病：肝硬化患者肝功能衰竭时，肠道和体内一些可以影响神经活性的毒性产物，未被肝脏解毒和清除，经门静脉与腔静脉间的交通支进入体循环，透过通透性改变的血脑屏障进入脑部，导致大脑功能紊乱，主要表现为神经和精神异常。

7. 肝肾综合征：肝硬化的并发症之一，表现为自发性少尿或无尿、氮质血症、稀释性低钠血症和低尿钠，因失代偿期肝硬化出现大量腹水，有效循环血容量减少，肾血流量减少，肾内血流重新分布等所致。

8. 夜间酸突破：是胃食管反流病的临床表现，是指在每天早、晚餐前服用PPI进行治疗的情况下，夜间胃内pH仍<4且持续时间大于1小时，应及时调整PPI治疗剂量，加用H_2RA或者换用血浆半衰期更长的PPI等治疗。

9. 急性胆源性胰腺炎：由于胆、胰疾病如胆石症、胰管肿瘤等引起的急性胰腺炎称急性胆源性胰腺炎。

10. 急性脂源性胰腺炎：由高甘油三酯血症引起的急性胰腺炎，当血清甘油三酯浓度≥11.3mmol/L时，极易发生急性胰腺炎，称急性脂源性胰腺炎。

11. 胰卒中：由于动脉粥样硬化等血管病变导致胰腺缺血性坏死，称胰卒中。

12. 胰性脑病：是急性胰腺炎的严重全身性并发症之一，表现为耳鸣、复视、谵妄、语言障碍及肢体僵硬、昏迷等，多发生于急性胰腺炎的早期。

13. 急性上消化道大出血：是指急性上消化道出血在短时期内的失血量超过1000mL或循环血容量的20%，表现为呕血、黑便、血便等，伴有血容量减少引起的急性周围循环障碍。

14. 肠源性氮质血症：上消化道大出血后，由于大量血液中的蛋白质消化产物在肠道被吸收，血中尿素氮浓度可暂时增高，称肠源性氮质血症。

15. 癌前疾病：是指与胃癌相关的胃良性疾病，有发生胃癌的危险性，包括慢性萎缩性胃炎、胃息肉、胃溃疡、残胃炎等。

七、简答题

1. 简述慢性胃炎的病因

（1）幽门螺杆菌感染：是慢性胃炎最主要的病因。

（2）胆汁反流：是慢性胃炎相对常见的原因，见于各种原因引起的胃肠道动力异常、肝胆系统疾病及十二指肠以远肠段梗阻。

（3）其他发病因素：酗酒、服用非甾体类抗炎药等药物也是慢性胃炎相对常见原因。

（4）自身免疫：自身免疫性胃炎在我国相对少见。

2. 简述消化性溃疡腹痛的特点

（1）慢性：消化性溃疡反复发作，病程长。

（2）周期性：上腹部疼痛呈反复周期性发作，尤以 DU 更为明显。发作期与缓解期交替出现，一般在秋冬和冬春之交发病。

（3）节律性：为疼痛与饮食有相关性。DU 多饥饿时疼痛，进食后缓解；GU 疼痛节律性可不规则，常在餐后 1 小时内发生，至下次餐前自行消失。

（4）疼痛性质及部位：可为钝痛、烧灼痛、胀痛或饥饿痛。GU 疼痛部位见于中上腹部或偏左，DU 疼痛多位于中上腹部偏右侧，常伴有反酸、嗳气、恶心、呕吐等消化道症状。

3. 消化性溃疡可出现哪些并发症

（1）出血：是最常见的并发症，溃疡是上消化道大出血最常见的病因。

（2）穿孔：溃疡穿透浆膜层进入游离腹腔称游离穿孔，可形成急性弥漫性腹膜炎；溃疡穿透浆膜层与邻近器官组织粘连，称穿透性溃疡。

（3）幽门梗阻：梗阻多因溃疡周围组织充血、水肿及幽门痉挛引起，随着炎症的好转而缓解，称暂时性、功能性梗阻；若由溃疡瘢痕收缩或与周围组织粘连所致，称持久性、器质性梗阻。

（4）癌变：GU 癌变率在 1% 以下，罕见十二指肠球部溃疡有癌变者。

4. 试述消化性溃疡的治疗原则及治疗措施

（1）治疗原则：消除病因，缓解症状，促进溃疡愈合，防止复发，防治并发症。

（2）治疗措施：①一般治疗包括生活起居、饮食规律，避免过度劳累和精神紧张，戒烟酒，尽可能慎用或停用非甾体类抗炎药。②药物治疗主要包括根除 Hp、抑酸及保护胃黏膜，治疗的重点在于根除 Hp 与抑酸、保护胃黏膜治疗。③积极防治各种并发症，尤其是上消化道出血。④外科手术治疗应根据适应证选用，主要限于少数有并发症者。

5. 简述胃癌的病理学分期

胃癌依据病理改变分为早期胃癌与进展期胃癌。

（1）早期胃癌：指病灶局限于黏膜和黏膜下层，而不论有无局部淋巴结转移的胃癌，根治率较高。

（2）进展期（中、晚期）胃癌：指病变深度超过黏膜下层的胃癌，已侵入肌层者称中期胃癌，侵及浆膜或浆膜外者称晚期胃癌。

6. 简述胃癌的治疗原则

应采取综合治疗与个体化治疗相结合的原则。

（1）早期胃癌以手术切除为主，辅以术后化疗，无淋巴转移时，可采取内镜下切除术。

（2）进展期胃癌可考虑术前新辅助化疗，以提高手术的切除率，辅以术中化疗、腹腔灌注及术后化疗。

（3）晚期患者予以姑息性手术以减轻症状或予全身治疗。

（4）肿瘤切除后，应尽可能清除残胃的 Hp 感染。

（5）综合治疗适用于各期患者，手术、放疗、化疗、靶向、生物免疫、对症支持治疗及中医药治疗都是其重要组成部分。

7. 简述肠易激综合征的临床分型

肠易激综合征分为腹泻型（IBS－D）、便秘型（IBS－C）、混合型（IBS－M）和不确定型（IBS－U）4 种亚型。

（1）腹泻型：指异常排便（按天数计算）中 >1/4 为 Bristol 粪便分型中的 6 或 7 型，且 <1/4 的排便为 1 或 2 型。

（2）便秘型（IBS－C）：指异常排便（按天数计算）中 >1/4 为 Bristol 粪便分型中的 1 或 3 型，且 <1/4 的排便为 6 或 7 型。

（3）混合型（IBS－M）：指异常排便（按天数计算）中 >1/4 为 Bristol 粪便分型中的 1 或 3 型，且 >1/4 的排便为 6 或 7 型。

（4）不确定型（IBS－U）：指患者的排便习惯无法准确归入 IBS－D、IBS－C、IBS－M 中的任何 1 型。

8. 试述非酒精性脂肪性肝病的诊断标准

诊断非酒精性脂肪性肝病需要结合临床表现、实验室检查、影像学结果，排除过量饮酒、病毒性肝炎、糖原贮积病等导致的脂肪性肝病。临床诊断标准：凡具备下列第 1~5 项和第 6 或第 7 项中任何 1 项者即可诊断。

（1）有易患因素：肥胖、高脂血症、2 型糖尿病等。

（2）无饮酒史或饮酒折合乙醇量男性每周 <140g，女性每周 <70g。

（3）除外病毒性肝炎、药物性肝病、全胃肠外营养、肝豆状核变性和自身免疫性病等可导致脂肪肝的特定疾病。

（4）除原发疾病的临床表现外，可有乏力、肝区隐痛、肝脾大等症状及体征。

（5）血清转氨酶或 γ－GT、转铁蛋白升高。

（6）符合脂肪性肝病的影像学诊断标准。

（7）肝组织学改变符合脂肪性肝病的病理学诊断标准。

9. 如何鉴别原发性与继发性肝癌

（1）继发性肝癌：原发于消化道、肺部、泌尿生殖系统、乳房等处的癌灶常转移至肝脏。这类继发性肝癌与原发性肝癌比较，病情发展较缓慢，症状较轻，AFP 检测除少数原发癌在消化道的病例可呈阳性外，一般为阴性。少数继发性肝癌很难与原发者鉴别，确诊的关键在于病理检查和找到肝外原发癌的证据。

（2）原发性肝癌：是发生于肝细胞或肝内胆管细胞的恶性肿瘤，发病与病毒性肝炎、黄曲霉毒素、肝硬化等因素有关，无原发肿瘤病史，早期症状常不明显，病情进展出现进行性消瘦、乏力、发热、牙龈出血、营养不良和恶病质，肝呈进行性增大，质地坚硬，表面凹凸不平，有大小不等的结节或巨块，边缘钝而不整齐，常有不同程度的压痛，AFP 明显升高具有诊断价值。

10. 试述急性重症胰腺炎的治疗

（1）一般治疗：严密监测生命体征及血清酶学和标志物，缓解疼痛，尽早实施空肠插管给予肠内营养。

（2）器官功能的维护：①早期液体复苏采用"目标导向治疗"，补液措施可分为快速扩容和调整体内液体分布 2 个阶段，必要时使用血管活性药物。②肠功能维护采用导泻或灌肠，有助于减轻肠腔内细菌和毒素在肠屏障功能受损时的细菌易位及肠道炎症反应，胃肠减压有助于缓解腹胀，早期肠内营养有助于肠黏膜屏障的修复。③呼吸机辅助通气用于发生急性肺损伤时，应给予鼻导管或面罩吸氧，维持氧饱和度在 95% 以上，并动态监测患者血气分析结果。当进展至急性呼吸窘迫综合征时及时采用机械通气呼吸机支持治疗。④持续性肾脏替代治疗用于伴有肾功能衰竭的患者。

（3）减少胰腺分泌和抑制胰酶活性：①禁食。②抑酸治疗可用 H_2 受体拮抗剂或质子泵抑制剂。③应用生长抑素及其类似物。④应用蛋白酶抑制剂。

（4）内镜治疗和外科治疗。

（5）抗感染：常规使用抗菌药物，尤其对胆源性胰腺炎或胰腺坏死组织继发感染者。

（6）中药治疗：作为重要的治疗方法之一，有良好的疗效。

11. 如何根据临床表现评估急性上消化道出血的出血量

（1）成人消化道出血量每天达 5 ~ 10mL，粪便隐血试验呈阳性。

（2）每天出血量 >50mL，出现黑便。

（3）胃内积血量达 250 ~ 300mL，可引起呕血。

（4）一次性出血量 >400mL，可引起全身症状如烦躁、心悸、头晕、出汗等。

（5）数小时内出血量 >1000mL（循环血容量 20%），可出现周围循环衰竭表现。

（6）数小时内出血量 >1500mL（循环血容量 30%），发生失代偿性休克。根据收缩压可估计失血量，血压降至 90 ~ 100mmHg 时，失血量约为总血量的 20%；血压降至 60 ~ 80mmHg 时，失血量约为总血量的 30%；血压降至 40 ~ 50mmHg 时，失血量 >总血量的 40%。

12. 如何进行急性上消化道出血再出血风险的评估

（1）急性非静脉曲张性上消化道出血的患者有下列情况之一，再出血危险性增高：①年龄超过 65 岁；②严重合并症（心、肺、肝、肾功能不全，脑血管意外等）；③休克；④低血红蛋白浓度；⑤输血；⑥内镜下溃疡基底有血凝块和血管显露。

（2）急性静脉曲张性上消化道出血本身就容易发生再出血，首次出血后 1 ~ 2 年内再次出血的发生率为 60% ~ 70%。

第四篇　泌尿系统疾病 ▷▷▷▷

一、A1 型题

1. 肾脏疾病最常见的临床表现是（　　　）
   - A. 水肿
   - B. 血尿
   - C. 蛋白尿
   - D. 腰痛
   - E. 乏力

2. 下列尿液改变有助于肾小球疾病诊断的是（　　　）
   - A. 均一红细胞型血尿
   - B. 蛋白尿
   - C. 白细胞管型
   - D. 混合型血尿
   - E. 肉眼血尿

3. 与慢性肾小球肾炎发病有关的病原微生物是（　　　）
   - A. 溶血性链球菌
   - B. 流感病毒
   - C. 大肠埃希菌
   - D. 草绿色链球菌
   - E. 支原体

4. 下列各项，提示慢性肾小球肾炎预后较差的是（　　　）
   - A. 肉眼血尿
   - B. 尿中异形红细胞 >75%
   - C. 非选择性蛋白尿
   - D. 血压 160/100mmHg
   - E. 中度凹陷性水肿

5. 慢性肾小球肾炎的基本表现，**不包括**（　　　）
   - A. 高血压
   - B. 水肿
   - C. 蛋白尿
   - D. 血尿
   - E. 肾功能不全

6. 慢性肾小球肾炎的主要治疗目的是（　　　）
   - A. 缓解症状
   - B. 消除蛋白尿
   - C. 控制血压
   - D. 防治链球菌感染
   - E. 防止和延缓肾功能恶化

7. 在无用药禁忌证的前提下，慢性肾小球肾炎应首选的降压药是（　　　）
   - A. 血管紧张素 Ⅱ 受体拮抗剂
   - B. 钙通道阻滞剂
   - C. 噻嗪类利尿剂
   - D. β 受体阻滞剂
   - E. α 受体阻滞剂

8. 慢性肾小球肾炎控制血压与蛋白尿的目标是（　　　）

    A. 血压 <110/70mmHg，蛋白尿 <0.5g/L

    B. 血压 <120/80mmHg，蛋白尿 <1.0g/L

    C. 血压 <130/80mmHg，蛋白尿 <1.0g/L

    D. 血压 <140/80mmHg，蛋白尿 <1.5g/L

    E. 血压 <140/90mmHg，蛋白尿 <1.5g/L

9. 慢性肾炎的治疗措施，**不包括**(　　)

    A. 常规应用激素及细胞毒药物　　　B. 积极控制血压

    C. 优质蛋白饮食及低磷饮食　　　　D. 避免有损肾功能的因素

    E. 应用血小板解聚药

10. 中老年人多见，易并发血栓栓塞，10 年存活率高达 80% ~ 90% 的肾病综合征类型是(　　)

    A. 微小病变型　　　　　　　　　　B. 系膜增生型

    C. 局灶性肾小球硬化型　　　　　　D. 膜性肾病

    E. 膜增生型

11. 诊断肾病综合征的必备条件是(　　)

    A. 高度水肿　　　　　　　　　　　B. 高血压

    C. 肉眼血尿　　　　　　　　　　　D. 高胆固醇血症

    E. 大量蛋白尿和低蛋白血症

12. 激素敏感型肾病综合征患者，应用糖皮质激素治疗后病情缓解的时间是(　　)

    A. 2 ~ 4 周　　　　　　　　　　　B. 4 ~ 6 周

    C. 6 ~ 8 周　　　　　　　　　　　D. 8 ~ 12 周

    E. 12 ~ 16 周

13. 治疗肾病综合征，降低蛋白尿常用的药物是(　　)

    A. 抗生素　　　　　　　　　　　　B. 糖皮质激素

    C. 细胞毒药物　　　　　　　　　　D. 血管紧张素 Ⅱ 受体拮抗剂

    E. 钙调磷酸酶抑制剂

14. 引起尿路感染的最常见的致病菌是(　　)

    A. 大肠埃希菌　　　　　　　　　　B. 副大肠埃希菌

    C. 粪链球菌　　　　　　　　　　　D. 变形杆菌

    E. 葡萄球菌

15. 膀胱炎与肾盂肾炎共有的表现是(　　)

    A. 弛张热　　　　　　　　　　　　B. 血白细胞计数升高

    C. 蛋白尿　　　　　　　　　　　　D. 尿培养菌落计数 $>10^5/mL$

    E. 肾区叩击痛

16. 诊断急性肾盂肾炎最重要的依据是(　　)

    A. 尿频、尿急、尿痛　　　　　　　B. 尿白细胞管型

   C. 高热、寒战、腰痛　　　　　　D. 肾区叩击痛阳性

   E. 肉眼血尿

17. 最容易反复发生泌尿系统感染的疾病是（　　）

   A. 缺铁性贫血　　　　　　　　　B. 高尿酸血症

   C. 高脂血症　　　　　　　　　　D. 高血压病

   E. 糖尿病

18. 慢性肾盂肾炎早期肾功能减退的主要表现是（　　）

   A. 血尿素氮升高　　　　　　　　B. 血肌酐浓度升高

   C. 内生肌酐清除率下降　　　　　D. 尿浓缩功能减低

   E. 代谢性酸中毒

19. 判断尿路感染是否治愈，治疗结束后应复查尿病原学的时间是（　　）

   A. 3 天，1 周　　　　　　　　　B. 1 周，2 周

   C. 2 周，6 周　　　　　　　　　D. 4 周，6 周

   E. 6 周，8 周

20. 下列各项，属于急性肾损伤肾后性病因的是（　　）

   A. 严重创伤　　　　　　　　　　B. 感染性休克

   C. 急性尿路梗阻　　　　　　　　D. 脓毒症

   E. 急性药物中毒

21. 高分解型急性肾损伤患者血钾 >6.5mmol/L 时，应首选的治疗是（　　）

   A. 补充钙剂　　　　　　　　　　B. 静脉注射碳酸氢钠

   C. 静脉滴注葡萄糖及胰岛素　　　D. 口服肠道钾离子结合剂

   E. 血液透析

22. 急性肾损伤最常见的并发症是（　　）

   A. 急性心力衰竭　　　　　　　　B. 胸腔积液

   C. 消化道出血　　　　　　　　　D. 心律失常

   E. 感染

23. 我国慢性肾衰竭最常见病因是（　　）

   A. 急进性肾炎　　　　　　　　　B. 慢性肾小球肾炎

   C. 急性肾盂肾炎　　　　　　　　D. 慢性肾盂肾炎

   E. 肾小动脉硬化

24. 慢性肾衰竭患者最常见的并发症是（　　）

   A. 心血管系统病变　　　　　　　B. 消化系统功能异常

   C. 肾性贫血和出血倾向　　　　　D. 神经系统功能紊乱

   E. 内环境紊乱

25. 慢性肾衰竭患者最主要的死亡原因是（　　）

   A. 心血管系统病变　　　　　　　B. 消化道出血

  C. 肾性贫血   D. 中枢神经系统功能衰竭

  E. 甲状旁腺功能亢进

26. 慢性肾衰竭患者并发肾性骨病的主要原因是(   )

  A. 铝沉积   B. 高磷血症

  C. 低钙血症   D. 甲状旁腺功能亢进

  E. 低蛋白血症

27. 诊断慢性肾脏病的标准是(   )

  A. GFR≤80mL/（min·1.73m²），≥1 个月

  B. GFR≤60mL/（min·1.73m²），≥2 个月

  C. GFR≤60mL/（min·1.73m²），≥3 个月

  D. GFR≤30mL/（min·1.73m²），≥1 个月

  E. GFR≤30mL/（min·1.73m²），≥3 个月

28. 慢性肾衰竭尿白蛋白排泄 <30mg/24h 的非透析患者，降压的目标值是(   )

  A. <110/70mmHg   B. <120/80mmHg

  C. <130/80mmHg   D. <140/90mmHg

  E. <150/90mmHg

29. 慢性肾衰竭尿白蛋白排泄在 30 ~ 300mg/24h 的非透析患者，降压的目标值是(   )

  A. <110/70mmHg   B. <120/80mmHg

  C. <130/80mmHg   D. <140/90mmHg

  E. <150/90mmHg

30. 慢性肾衰竭患者禁用 ACEI/ARB 类药物的指征是(   )

  A. 肌酐清除率 <30mL/min   B. 血浆白蛋白 <40g/L

  C. 血压 <130/80mmHg   D. 血钾 <5.5mmol/L

  E. 尿蛋白 >3.5g/24h

31. 慢性肾衰竭患者常有的水与电解质紊乱表现是(   )

  A. 代谢性酸中毒，低血磷和低钙血症

  B. 代谢性碱中毒，低钾和低氮血症

  C. 代谢性酸中毒，高磷和低钙血症

  D. 代谢性酸中毒，高钾和低镁血症

  E. 代谢性酸中毒，失水和低钠、低钾血症

32. 慢性肾衰竭尿毒症患者最常见的死亡原因是(   )

  A. 消化道大出血   B. 继发性甲状旁腺功能亢进

  C. 心力衰竭   D. 尿毒症脑病

  E. 代谢性酸中毒

33. 急性肾损伤少尿期的首要死亡原因是(   )

A. 高钾血症

B. 低钠血症

C. 感染

D. 消化道出血

E. 心力衰竭

二、A2 型题

1. 患者，女，30 岁。尿急、尿频、尿痛 2 天，伴发热、恶心、腰痛。尿液镜检：RBC 64 个/高倍视野，WBC 1120 个/高倍视野，白细胞管型（＋）。首先考虑的诊断是（　　）

A. 急性膀胱炎

B. 急性肾盂肾炎

C. 肾结石

D. 慢性肾衰竭

E. 慢性肾小球肾炎

2. 患者，男，47 岁。劳累后眼睑及脚踝水肿数年，伴疲乏无力，近 1 年来症状加重，精神不振，活动后心悸、气短，严重时伴有恶心、头晕。实验室检查：尿蛋白（＋＋＋），尿隐血（＋），可见颗粒管型，血 Cr 376μmol/L。首先考虑的诊断是(　　)

A. 慢性肾盂肾炎

B. 肾病综合征

C. 慢性肾小球肾炎

D. 慢性肾衰竭

E. 系统性红斑狼疮

3. 患者，女，22 岁。因双侧腰背酸痛伴尿频、尿急、尿痛 7 天就诊。查体：T 38.2℃，双肾叩击痛（＋）。尿液检查：蛋白（＋），WBC（＋＋＋），红细胞（＋）。明确诊断最有意义的辅助检查是（　　）

A. 血液一般检查

B. 血培养

C. 尿培养

D. 腹部超声检查

E. 血肾功能指标检测

4. 患者，女，58 岁。劳累后或饮水少时反复出现尿频、尿急、尿痛数年，每次发作应用抗生素治疗有效，夜尿增多、间断低热 1 年余，近 2 天症状加重就诊，既往有肺结核病史，经治后痊愈。查血压 160/100mmHg，尿蛋白（＋＋），尿白细胞 8 个/高倍视野；双肾超声检查见肾盂肾盏瘢痕狭窄伴局部扩张；中段清洁尿培养（－）。最可能的诊断是(　　)

A. 慢性肾小球肾炎

B. 慢性肾盂肾炎

C. 急性肾盂肾炎

D. 肾结核

E. 肾癌

5. 患者，男，36 岁。反复眼睑及脚踝水肿伴血压升高 4 年，近日劳累后气喘明显，呼吸深大，休息后症状不能完全缓解。查体：慢性病容，贫血貌，双肺呼吸音清晰，未闻及啰音，心率 92 次/分，节律规整。辅助检查：HGB 62g/L。纠正患者贫血最有效的治疗是(　　)

A. 补充铁剂

B. 补充维生素 B_{12} 和叶酸

C. 应用促红细胞生成素   D. 输血治疗

E. 应用泼尼松

6. 患者,男,25 岁。自幼有慢性肾炎病史,近来纳差,反复恶心,偶伴呕吐,活动后气喘。查体:BP 170/100mmHg,颈静脉怒张,双肺底闻及湿啰音。辅助检查:血 BUN 37.4mmol/L,血 Cr 752μmol/L,K^+ 7.1mmol/L。当前应首选的治疗是( )

A. 静脉注射 5% 碳酸氢钠   B. 静脉滴注硝普钠

C. 静脉注射葡萄糖酸钙   D. 血液透析

E. 主动脉内球囊反搏术

三、B1 型题

A. 轻度水肿   B. 大量蛋白尿

C. 高血压   D. 肾功能衰竭

E. 肉眼血尿

1. 慢性肾小球肾炎晚期常出现的临床表现是( )

2. 肾病综合征最常见的临床表现是( )

A. 血管紧张素 II 受体拮抗剂   B. 钙通道阻滞剂

C. 噻嗪类利尿剂   D. β 受体阻滞剂

E. α 受体阻滞剂

3. 慢性肾小球肾炎降压治疗首选的药物是( )

4. 肾病综合征降低蛋白尿常用的药物是( )

A. 金黄色葡萄球菌   B. 大肠埃希菌

C. 溶血性链球菌   D. 变形杆菌

E. 铜绿假单胞菌

5. 尿路感染上行感染最常见的致病菌是( )

6. 血源性肾感染常见的致病菌是( )

A. 尿蛋白 (+ + +)   B. 血尿素氮升高

C. GFR <90mL/ (min · 1.73m^2)   D. 尿培养菌落计数 >10^5/mL

E. 尿白细胞 12 个/高倍视野

7. 诊断尿路感染的主要依据是( )

8. 诊断慢性肾脏病的主要依据是( )

A. <0.5g/ (kg · d)   B. <0.8g/ (kg · d)

C. 0.8 ~ 1.0g/ (kg · d)   D. <1.0g/ (kg · d)

E. <1.5g/（kg·d）

9. 慢性肾衰竭患者饮食治疗蛋白质摄入的要求是（　　）

10. 肾病综合征患者饮食治疗蛋白质摄入量的要求是（　　）

四、X 型题

1. 可引发继发性肾病综合征的基础原发病是（　　）

　　A. 糖尿病　　　　　　　　　　B. 过敏性紫癜

　　C. 系统性红斑狼疮　　　　　　D. 组织淀粉样病变

　　E. 甲状腺功能亢进症

2. 诊断肾病综合征的必备条件是（　　）

　　A. 大量蛋白尿　　　　　　　　B. 高度水肿

　　C. 高甘油三酯血症　　　　　　D. 低蛋白血症

　　E. 高胆固醇血症

3. 膜性肾病型肾病综合征的临床特点是（　　）

　　A. 好发于中老年人　　　　　　B. 女性多见

　　C. 发病高峰年龄 50~60 岁　　　D. 易并发血栓栓塞

　　E. 10 年存活率80%~90%

4. 尿路感染的感染途径包括（　　）

　　A. 上行感染　　　　　　　　　B. 直接感染

　　C. 血行感染　　　　　　　　　D. 淋巴道感染

　　E. 局部蔓延

5. 下列各项，属于尿路感染易患因素的是（　　）

　　A. 尿路结石　　　　　　　　　B. 膀胱输尿管反流

　　C. 留置导尿管　　　　　　　　D. 高尿酸血症

　　E. 长期使用免疫抑制剂

6. 下列各项，慢性肾盂肾炎患者疾病后期可出现的是（　　）

　　A. 夜尿增多　　　　　　　　　B. 尿比重降低

　　C. 电解质紊乱　　　　　　　　D. 肾小管性酸中毒

　　E. 肾衰竭

7. 下列各项，有助于鉴别上、下尿路感染的是（　　）

　　A. 尿白细胞管型（+）　　　　B. 尿白细胞排泄率>3×10^3/h

　　C. 尿培养菌落计数>10^5/mL　　D. 血白细胞计数升高

　　E. 尿比重降低

8. 急性肾盂肾炎抗感染治疗，正确的是（　　）

　　A. 先留取尿标本　　　　　　　B. 首选抗革兰阴性杆菌抗生素

　　C. 联合用药　　　　　　　　　D. 疗程 10~14 天

E. 72 小时无效及时调整用药

9. 高分解型急性肾损伤的病因是(　　　)

    A. 多发性创伤　　　　　　　　B. 大面积烧伤

    C. 脓毒症　　　　　　　　　　D. 外科大手术

    E. 严重感染

10. 急性肾损伤病情评估为 3 期的指征是(　　　)

    A. 血肌酐升高超过基础值 3 倍　　B. 尿量 <0.3mL/（kg·h）

    C. 无尿≥12h　　　　　　　　　D. 血肌酐升高≥26.5μmol/L

    E. 已开始肾替代治疗

11. 急性肾损伤少尿期内环境紊乱的表现是(　　　)

    A. 高钾血症　　　　　　　　　B. 高镁血症

    C. 高磷血症　　　　　　　　　D. 低钠血症

    E. 低钙血症

12. 急性肾损伤患者血液透析治疗的指征是(　　　)

    A. 少尿或无尿 >2 天　　　　　B. 血钾 >6.5mmol/L

    C. 发生代谢性酸中毒　　　　　D. 血肌酐 >442μmol/L

    E. 收缩压 >180mmHg

13. 急性肾损伤患者出现高钾血症时，可采取的治疗措施包括(　　　)

    A. 静脉注射 5% 碳酸氢钠　　　B. 静脉滴注 10% 葡萄糖酸钙

    C. 静脉注射葡萄糖加胰岛素　　D. 口服钾离子结合剂

    E. 血液透析

14. 下列检查结果，支持肾前性急性肾损伤的是(　　　)

    A. 尿比重 >1.015　　　　　　B. 尿钠浓度 <20mmol/L

    C. BUN/Cr 明显升高　　　　　D. 尿渗透压 >500mmol/L

    E. 钠排泄分数 >1

五、名词解释

1. 无症状性菌尿　　　2. 高分解型急性肾损伤　　　3. 肾前性急性肾损伤

4. 慢性肾脏病　　　　5. 肾性骨病　　　　　　　　6. 肾性脑病

六、简答题

1. 简述慢性肾小球肾炎的临床表现。

2. 简述肾病综合征的诊断要点。

3. 尿路感染的易感因素有哪些？

4. 简述根据病因急性肾损伤的分类及其常见致病因素。

5. 试述慢性肾脏病患者失代偿期内环境紊乱的临床表现。

6. 试述慢性肾脏病的分期及各期的诊治建议。

七、案例分析

患者，女，28 岁。因右耳周皮肤疼痛伴水疱 1 天就诊，诊断为疱疹病毒感染，给予 5% 葡萄糖液 500mL + 阿昔洛韦 0.75g 静脉滴注，3 天后患者感两侧腰痛，第 5 天出现少尿、眼睑水肿、头痛伴厌食、恶心，24 小时尿量约 300mL。发病以来食欲不振，大便正常。

体格检查：T 37.9℃，P 88 次/分，R 20 次/分，BP 105/75mmHg。双眼睑轻度水肿，双肺、心脏未见明显异常，双侧肾区叩击痛（＋），双下肢中度凹陷性水肿。

辅助检查：①血液一般检查：HGB 92g/L，WBC 12.2×10^9/L，N 0.86。②尿液检查：比重 <1.005，蛋白（＋＋），红细胞 7 个/高倍视野，无管型及结晶。

根据以上病史资料，回答以下问题

1. 该患者的初步诊断是什么？
2. 确诊应进行哪些辅助检查？
3. 该患者的治疗原则是什么？

参 考 答 案

一、A1 型题

1. C	2. D	3. A	4. C	5. E	6. E	7. A	8. C	9. A	10. D
11. E	12. D	13. D	14. A	15. D	16. B	17. E	18. D	19. C	20. C
21. E	22. E	23. B	24. A	25. A	26. D	27. C	28. D	29. C	30. A
31. C	32. C	33. A							

二、A2 型题

1. B	2. D	3. C	4. B	5. C	6. D				

三、B1 型题

1. D	2. B	3. A	4. A	5. B	6. A	7. D	8. C	9. A	10. C

四、X 型题

1. ABCD	2. AD	3. ACDE	4. ABCD	5. ABCDE
6. ABCDE	7. ADE	8. ABDE	9. ABDE	10. ABC
11. ABCDE	12. ABCD	13. ABCDE	14. ABCD	

五、名词解释

1. 无症状性菌尿：是指患者尿培养有真性菌尿，而无尿路感染的症状，尿常规可无明显异常或仅有白细胞增加。致病菌多为大肠埃希菌，可无急性尿路感染病史或由症状性尿路感染演变而来。

2. 高分解型急性肾损伤：急性肾损伤患者血清尿素氮上升速度每日 > 14.3mmol/L 和（或）血清肌酐上升速度每日 > 133μmol/L，称高分解型急性肾损伤，常见于大面积外伤、烧伤、大手术后及合并严重感染等。

3. 肾前性急性肾损伤：是由各种肾前性因素如外伤、手术、严重脱水、脓毒症、休克、心力衰竭等引起有效循环血容量急剧减少，肾血流量减少，肾小球滤过率降低而出现的急性肾损伤。

4. 慢性肾脏病：各种原因引起的慢性肾脏结构和功能障碍（肾脏损伤病史 > 3 个月），包括肾小球滤过率正常和不正常的病理损伤、血液或尿液成分异常及影像学检查异常，或不明原因的肾小球滤过率 < 60mL/min 超过 3 个月。

5. 肾性骨病：慢性肾脏病患者由于肾脏分泌的骨化三醇缺乏，出现高磷血症、低钙血症并诱发继发性甲状旁腺功能亢进和骨异常，出现骨痛、近端肌无力、骨折及身高缩短、皮肤瘙痒等症状，即肾性骨病。

6. 肾性脑病：急、慢性肾脏病患者由于尿毒素尤其是尿素氮的蓄积，出现一系列神经精神障碍表现，包括精神不振、记忆力下降、情绪低落、癫痫样发作，意识障碍甚至谵妄、昏迷，称肾性脑病。

六、简答题

1. 简述慢性肾小球肾炎的临床表现

慢性肾小球肾炎的临床表现多样、轻重不一，多起病缓慢、隐匿，以蛋白尿、血尿、水肿和高血压为基本特征。

（1）蛋白尿：多为轻度蛋白尿，表现为非选择性蛋白尿时，提示预后较差。

（2）血尿：表现为肾小球源性血尿，故异形红细胞比例大于 75%。

（3）水肿：首先发生在组织疏松的部位，如眼睑或颜面部、足踝部，以晨起明显，严重时可以涉及下肢甚至全身。质地软而易移动，临床上呈现凹陷性浮肿。

（4）高血压：常出现高血压。

（5）肾功能异常：早期缺乏特异性的表现，常被忽视，严重异常时主要表现为血肌酐、尿素氮等水平升高，是慢性肾炎进一步恶化、预后不佳的指征。

2. 简述肾病综合征的诊断要点

（1）蛋白尿：持续大量蛋白尿 >3.5g/24h。

（2）低白蛋白血症：血清白蛋白量 <30g/L。

（3）高脂血症：高胆固醇血症伴或不伴高甘油三酯血症，血清中 LDL、VLDL 浓度增加。

（4）水肿。

其中蛋白尿、低白蛋白血症是诊断肾病综合征的必备条件；高脂血症、水肿并非诊断肾病综合征的必备条件；尿沉渣中检出多数的卵圆形脂肪体、双屈光性脂肪体是诊断肾病综合征的参考依据。

3. 尿路感染的易感因素有哪些

（1）尿路梗阻：是诱发尿路感染并易发生上行的最主要原因。梗阻可由尿路解剖或功能异常引起，包括结石、肿瘤、畸形或神经性膀胱等。

（2）膀胱输尿管反流：膀胱输尿管瓣膜功能或结构异常时，细菌可进入肾盂导致感染。

（3）医源性因素：用尿路诊疗器械如膀胱镜、输尿管镜、逆行尿路造影等诊治时，可致尿路黏膜损伤，并带入细菌，引起尿路感染。留置导尿管时间越长，感染率越高。

（4）代谢因素：慢性失钾可导致肾小管病损而易继发感染；高尿酸血症、高钙血症或酸碱失衡易致尿路感染；糖尿病患者易患肾脓肿等并发症。

（5）机体免疫力低下：长期使用免疫抑制剂、长期卧床、肿瘤晚期和免疫缺陷病等，由于免疫力低下易导致尿路感染。

（6）性别和性活动：女性尿道较短而宽，是易发尿路感染的重要因素。性生活时可将尿道口周围的细菌挤压入膀胱引起尿路感染。中老年男性因前列腺肥大或前列腺炎，是尿路感染的重要原因。

（7）遗传因素：反复发作尿路感染的妇女中，有尿路感染家族史的显著增多。

4. 简述根据病因急性肾损伤的分类及其常见致病因素

（1）肾前性因素：见于各种肾前性因素如外伤、手术、严重脱水、脓毒症、休克、心力衰竭、肾血管异常等。

（2）肾实质性因素：由各种肾实质疾患所致，或因肾前性病因未能及时去除发展所致。肾缺血，药物、造影剂、重金属、有机溶剂、蛇毒、毒蕈中毒等导致的肾中毒，异型输血及高钙血症等，均可引起肾小管损伤。

（3）肾后性因素：各种原因如结石、肿瘤、血块、坏死的肾组织或前列腺肥大等，引起急性尿路梗阻，导致肾实质受压，使肾脏功能急剧下降。

5. 试述慢性肾脏病患者失代偿期内环境紊乱的临床表现

（1）代谢性酸中毒：表现为食欲不振、呕吐、乏力、反应迟钝，严重者出现呼吸深大，甚至昏迷。酸中毒可加重高钾血症。

（2）高钾血症：晚期患者肾脏排钾减少，出现高钾血症，尤其在合并高代谢状态、酸中毒、消化道出血时，更容易出现或是加重高钾血症，无尿患者更应警惕高钾血症的出现。

（3）水、钠代谢紊乱：表现为不同程度的皮下水肿和（或）体腔积液，也可出现低血容量和低钠血症，表现为低血压和休克。

（4）钙、磷代谢紊乱：肾衰竭早期通常不引起临床症状，肾小球滤过率 <20mL/（min·1.73m^2）时会出现高磷血症、低钙血症并诱发继发性甲状旁腺功能亢进和骨异常。

6. 试述慢性肾脏病的分期及各期的诊治建议

目前国际公认的慢性肾脏病的分期依据 KDIGO 指南，分为 G1～G5 期。

（1）G1 期：肾小球滤过率（GFR）正常或升高，GFR≥90 mL/（min·1.73m^2），诊治建议包括慢性肾脏病（CKD）的诊治，缓解症状，保护肾功能。

（2）G2 期：GFR 轻度降低，GFR60～89mL/（min·1.73m^2），诊治建议包括评估、延缓 CKD 进展，降低心血管病风险。

（3）G3 期：G3a 期 GFR 中到重度降低，GFR45～59mL/（min·1.73m^2）；G3b 期 GFR 中到重度降低，GFR30～44mL/（min·1.73m^2）。诊治建议包括延缓 CKD 进展，评估、治疗并发症。

（4）G4 期：GFR 重度降低，GFR15～29mL/（min·1.73m^2），诊治建议包括综合治疗，透析前准备。

（5）G5 期：终末期肾病，GFR <15mL/（min·1.73m^2）或透析，诊治建议是如出现尿毒症，需及时替代治疗。

第五篇　血液系统疾病 ▷▷▷▷

一、A1 型题

1. 缺铁性贫血未治疗前，外周血象的主要特点是（　　　）
   A. 红细胞数下降最明显
   B. 红细胞形态增大
   C. 网织红细胞升高
   D. 血红蛋白下降最明显
   E. 血小板下降最明显

2. 铁剂治疗缺铁性贫血后，首先出现的治疗反应是（　　　）
   A. 红细胞总数升高
   B. 血清铁增加
   C. 血红蛋白升高
   D. 血清铁饱和度增加
   E. 网织红细胞升高

3. 贫血常见的体征，**不包括**（　　　）
   A. 皮肤、黏膜苍白
   B. 心率增快
   C. 心尖部收缩期杂音
   D. 脾肿大
   E. 出血倾向

4. 成年人缺铁性贫血最主要的病因是（　　　）
   A. 铁摄入不足
   B. 慢性失血
   C. 铁吸收障碍
   D. 需铁量增加
   E. 铁利用障碍

5. 关于缺铁性贫血的实验室检查，**错误**的是（　　　）
   A. 小细胞低色素性贫血
   B. 骨髓增生活跃、幼红细胞增生
   C. 骨髓铁染色阴性
   D. 血清铁减少
   E. 血清总铁结合力降低

6. 下列各项，属于组织缺铁临床表现的是（　　　）
   A. 精神行为异常
   B. 乏力倦怠
   C. 头昏耳鸣
   D. 心悸气促
   E. 食欲不振

7. 可出现异嗜癖症状的贫血是（　　　）
   A. 缺铁性贫血
   B. 溶血性贫血
   C. 巨幼细胞贫血
   D. 自身免疫性溶血性贫血
   E. 再生障碍性贫血

8. 下列各项，同服可影响铁剂吸收的是（　　　）

A. 牛奶　　　　　　　　　　　　B. 菠菜

C. 肉类　　　　　　　　　　　　D. 茶叶

E. 植物油

9. 下列各项，作为诊断缺铁性贫血必备的异常改变是(　　)

A. 血红蛋白减少　　　　　　　　B. 血清铁减少

C. 红细胞呈小体积低色素　　　　D. 骨髓铁染色阴性

E. 总铁结合力增高

10. 口服铁剂治疗缺铁性贫血，血红蛋白恢复正常后仍需继续治疗的时间是(　　)

A. 2 周 ~1 个月　　　　　　　　B. 1 ~2 个月

C. 2 ~3 个月　　　　　　　　　D. 3 ~6 个月

E. 6 个月 ~1 年

11. 注射铁剂治疗缺铁性贫血，最严重的副反应是(　　)

A. 局部疼痛　　　　　　　　　　B. 淋巴结炎

C. 荨麻疹　　　　　　　　　　　D. 过敏性休克

E. 面部潮红

12. 治疗缺铁性贫血首选的方法是(　　)

A. 病因治疗　　　　　　　　　　B. 口服铁剂

C. 肌注铁剂　　　　　　　　　　D. 输红细胞悬液

E. 进食富含铁的食物

13. 铁剂治疗缺铁性贫血判断有效的标准是(　　)

A. 症状缓解　　　　　　　　　　B. HGB 至少上升 15g/L

C. HGB >110g/L　　　　　　　　D. 铁蛋白≥50μg/L

E. RBC >5.5 ×10^{12}/L

14. 引起继发性再生障碍性贫血最常见的药物是(　　)

A. 环磷酰胺　　　　　　　　　　B. 保泰松

C. 氯霉素　　　　　　　　　　　D. 卡马西平

E. 丙硫氧嘧啶

15. 可出现获得性再生障碍性贫血的疾病是(　　)

A. 急性胰腺炎　　　　　　　　　B. 慢性肾衰竭

C. 糖尿病　　　　　　　　　　　D. 慢性肾炎

E. 肾病综合征

16. 治疗非重型慢性再生障碍性贫血的首选药物是(　　)

A. 氢化可的松　　　　　　　　　B. 促红细胞生成素

C. 雄激素　　　　　　　　　　　D. 一叶萩碱

E. 抗胸腺球蛋白

17. 急性型重型再生障碍性贫血的临床表现，**不包括**(　　)

A. 发病急，贫血进行性加重　　　　B. 严重感染

C. 皮肤黏膜出血　　　　　　　　　D. 网织红细胞 $<5.5 \times 10^{12}/L$

E. 脾肿大

18. 再生障碍性贫血的诊断标准，**不包括**(　　)

　　A. 全细胞减少，网织红细胞绝对值减少

　　B. 淋巴细胞比例增高

　　C. 中度脾肿大

　　D. 骨髓增生减低

　　E. 除外其他引起全血细胞减少的疾病

19. 年龄≥60 岁的再生障碍性贫血患者，需要时可输血治疗的指征是(　　)

　　A. HGB≤100g/L　　　　　　　　B. HGB≤90g/L

　　C. HGB≤80g/L　　　　　　　　 D. HGB≤70g/L

　　E. HGB≤60g/L

20. 再生障碍性贫血的重要发病机制是(　　)

　　A. 造血干细胞减少或缺陷　　　　B. 造血原料缺乏

　　C. 造血微环境缺陷　　　　　　　D. T 细胞免疫异常

　　E. 血管内溶血

21. 按照细胞形态学分类，再生障碍性贫血的分类是(　　)

　　A. 大细胞性贫血　　　　　　　　B. 单纯小细胞性贫血

　　C. 正常细胞正常色素性贫血　　　D. 小细胞低色素性贫血

　　E. 畸形红细胞性贫血

22. 下列各项，有助于再生障碍性贫血与低增生性急性白血病鉴别的是(　　)

　　A. 易发生各种感染　　　　　　　B. 皮肤黏膜出血

　　C. 骨髓原始细胞增多　　　　　　D. 骨髓象增生低下

　　E. 网织红细胞减少

23. 白血病的致病因素，**不包括**(　　)

　　A. 病毒感染　　　　　　　　　　B. 免疫因素

　　C. 化学因素　　　　　　　　　　D. 放射因素

　　E. 遗传因素

24. 急性白血病常见的首发临床表现是(　　)

　　A. 感染性发热　　　　　　　　　B. 重度贫血

　　C. 皮肤黏膜出血　　　　　　　　D. 胸骨中下段压痛

　　E. 淋巴结肿大

25. 确诊白血病的主要依据是(　　)

　　A. 外周血见原始细胞　　　　　　B. 骨髓象中原始细胞≥20%

　　C. 外周血中全血细胞减少　　　　D. 细胞遗传学检查

E. 细胞化学染色

26. 急性白血病中最易发生中枢神经系统白血病的类型是(　　)

    A. 急性早幼粒细胞白血病　　　　　B. 急性淋巴细胞白血病

    C. 急性单核细胞白血病　　　　　　D. 急性巨细胞白血病

    E. 急性红白血病

27. 急性白血病最常见的死亡原因是(　　)

    A. 高热　　　　　　　　　　　　　B. 严重贫血

    C. 大出血　　　　　　　　　　　　D. 脓毒症

    E. 中枢神经系统浸润

28. 诊断中枢神经系统白血病的主要依据是(　　)

    A. 骨髓象见原始细胞超过 30%　　　B. 锥体束征 （＋）

    C. 颅内压升高　　　　　　　　　　D. 脑脊液白血病细胞 >5 个/毫升

    E. 脑膜刺激征 （＋）

29. 急性白血病患者外周血检查特点，**错误**的是(　　)

    A. 正细胞性贫血　　　　　　　　　B. $PLT > 300 \times 10^9/L$

    C. 网织红细胞计数偏低　　　　　　D. 可见原始或幼稚细胞

    E. WBC 可降低、正常或升高

30. 有助于急性白血病分型诊断、危险度分层及疗效监测的辅助检查是(　　)

    A. 血液一般检查　　　　　　　　　B. 细胞遗传学检查

    C. 免疫学检查　　　　　　　　　　D. 骨髓检查

    E. 细胞化学染色

31. 低危的慢性白血病慢性期患者应首选的治疗是(　　)

    A. 伊马替尼　　　　　　　　　　　B. 异基因干细胞移植

    C. 羟基脲　　　　　　　　　　　　D. 干扰素 – α

    E. 靛玉红

32. 急性白血病最常见的感染并发症是(　　)

    A. 支气管、肺部感染　　　　　　　B. 咽峡炎、口腔炎

    C. 肛周炎　　　　　　　　　　　　D. 皮肤感染

    E. 泌尿道感染

33. 骨髓增生异常综合征患者骨髓细胞形态学检查特点，**错误**的是(　　)

    A. 红系细胞比例明显增高　　　　　B. 淋巴细胞比例明显增高

    C. 发育异常细胞比例≥10%　　　　 D. 骨髓增生程度增高或正常

    E. 巨核细胞正常或增多

34. 骨髓增生异常综合征最低诊断标准中的必备条件是(　　)

    A. 持续 4 个月一系或多系血细胞减少　B. 发育异常细胞比例≥10%

    C. 环状铁粒幼红细胞比例≥15%　　 D. 骨髓涂片原始细胞 5% ~19%

E. 基因测序检测有骨髓增生异常综合征相关基因突变

35. 骨髓增生异常综合征去铁治疗的主要监测及控制指标是（　　　）

  A. 骨髓环状铁粒幼红细胞比例   B. 骨髓原始细胞比例

  C. 转铁蛋白饱和度   D. 总铁结合力

  E. 铁蛋白

36. 目前唯一可能治愈骨髓增生异常综合征的方法是（　　　）

  A. 联合化疗   B. 免疫调节治疗

  C. 去铁治疗   D. 免疫抑制治疗

  E. 异基因干细胞移植

37. 可引起特应性药物性粒细胞缺乏症的药物是（　　　）

  A. 抗甲状腺药物   B. 抗肿瘤药

  C. 镇静催眠药   D. 抗结核药

  E. 抗病毒药

38. 根据粒细胞缺乏的持续时间进行危险分层的时间是（　　　）

  A. 3 天   B. 5 天

  C. 7 天   D. 14 天

  E. 28 天

39. 霍奇金淋巴瘤典型的临床表现是（　　　）

  A. 周期性低热伴盗汗   B. 胸骨压痛

  C. 无痛性淋巴结肿大   D. 酒后淋巴结疼痛

  E. 肝脾肿大

40. 目前作为淋巴瘤分期、疗效评价及随诊的最常用的辅助检查是（　　　）

  A. 超声检查   B. CT 检查

  C. 骨髓象检查   D. 淋巴结活检

  E. 细胞遗传学检查

41. 霍奇金淋巴瘤患者无痛性淋巴结肿大的常见部位是（　　　）

  A. 腋窝及鹰嘴上淋巴结   B. 腹股沟淋巴结

  C. 颌下与颏下淋巴结   D. 颈部与纵隔淋巴结

  E. 锁骨上淋巴结

42. 与 ITP 发病密切相关的组织、脏器是（　　　）

  A. 肝脏   B. 肾脏

  C. 胸腺   D. 骨髓

  E. 脾脏

43. ITP 患者的主要临床表现是（　　　）

  A. 持续性低热   B. 肝脾肿大

  C. 淋巴结肿大   D. 渐进性加重的贫血

E. 反复出血

44. ITP 患者出凝血检查表现为正常的指标是（   ）

    A. 出血时间   B. 毛细血管脆性试验

    C. 凝血时间   D. 血小板寿命

    E. 血块退缩试验

45. ITP 患者主要的死亡原因是（   ）

    A. 上消化道大量出血   B. 失血性休克

    C. 脓毒症   D. 弥漫性血管内凝血

    E. 颅内出血

46. 下列各项，属于 ITP 患者一线治疗的是（   ）

    A. 应用糖皮质激素

    B. 应用促血小板生成药

    C. 应用利妥昔单抗

    D. 免疫抑制剂与促血小板生成药联合治疗

    E. 脾切除术

47. 下列血液系统疾病中首选糖皮质激素治疗的疾病是（   ）

    A. 缺铁性贫血   B. 再生障碍性贫血

    C. 急性白血病   D. 白细胞减少症

    E. 原发免疫性血小板减少性紫癜

48. ITP 经治疗后，判断为缓解的标准是（   ）

    A. 开始治疗 1 个月时 PLT 计数 $\geq 300 \times 10^9/L$

    B. 开始治疗 3 个月时 PLT 计数 $\geq 100 \times 10^9/L$

    C. 开始治疗 6 个月时 PLT 计数 $\geq 300 \times 10^9/L$

    D. 开始治疗 12 个月时 PLT 计数 $\geq 100 \times 10^9/L$

    E. 开始治疗 12 个月时 PLT 计数 $\geq 300 \times 10^9/L$

二、A2 型题

1. 患者，女，19 岁。因疲乏、困倦、烦躁易激动、注意力不集中就诊，诊断为缺铁性贫血。问诊应重点询问的病史是（   ）

    A. 有无低热   B. 有无心悸

    C. 有无异食癖   D. 月经量

    E. 食欲情况

2. 患者，女，30 岁。因月经量过多 1 年伴头晕耳鸣就诊，查体呈贫血貌，可见匙状指。有助于初步诊断的检查结果是（   ）

    A. 铁蛋白 8.2μg/L   B. HGB 86g/L

    C. 血 RBC $3.2 \times 10^{12}/L$ D. 总铁结合力 72.2μmol/L

E. 血清铁 6.72μmol/L

3. 患者，女，21 岁。因月经量多 2 年，疲乏无力，活动后心悸气短就诊，经检查确诊后给予口服硫酸亚铁缓释片治疗，血红蛋白恢复正常。仍需继续用药治疗以补充贮存铁需要的时间是(　　)

A. 1～2 周
B. 2～4 周
C. 4～6 周
D. 6～8 周
E. 3～6 个月

4. 患者，男，31 岁。发热伴有皮肤、黏膜反复出现瘀斑 1 月余，洗浴时发现胸骨压痛，血液一般检查呈现正细胞性贫血。确诊应首选的辅助检查是(　　)

A. 血培养
B. 细胞遗传学检查
C. 免疫学检查
D. 骨髓检查
E. 胸部 CT

5. 患者，男，21 岁。急性淋巴细胞白血病患者，因头痛、恶心、呕吐、视力模糊 1 月余就诊。查体：神志清，颈强直，凯尔尼格征 (+)，布鲁津斯基征 (+)，四肢肌力与肌张力基本正常。应首先考虑的诊断是(　　)

A. 中枢神经系统白血病
B. 脑出血
C. 病毒性脑膜炎
D. 蛛网膜下腔出血
E. 多发性腔隙性脑梗死

6. 患者，男，64 岁。因低热、出汗、消瘦伴左上腹坠痛等表现就诊，入院后行骨髓穿刺细胞学检查结果显示骨髓增生极度活跃，以粒系为主，占骨髓细胞的 76%，红细胞及淋巴细胞相对减少，粒：红 = 25：1；外周血白细胞显著升高，Ph 染色体阳性。应首选的治疗是(　　)

A. 伊马替尼
B. 异基因干细胞移植
C. 羟基脲
D. 干扰素 – α
E. 放射治疗

7. 患者，男，46 岁。无明显诱因出现发热、咽痛、牙龈出血，自服抗生素后咽痛缓解，仍有发热、乏力，胸骨压痛明显，就诊检查示中度贫血，PLT 57×10⁹/L，骨髓原始细胞占 33%。进一步分类诊断应检查的项目是(　　)

A. 血象
B. 骨髓象
C. 免疫学检查
D. 细胞遗传学检查
E. 细胞化学染色

8. 患者，女，36 岁。急性粒细胞白血病病史，近 1 周高热，皮肤出现大量瘀斑伴反复鼻出血，应用止血药物效果不佳，查 HGB 51.5g/L，WBC 20.1×10⁹/L，PLT 47.7×10⁹/L。进一步止血治疗应选择的方法是(　　)

A. 以局部止血为主
B. 加大止血药物用量
C. 输注新鲜全血
D. 应用促凝药物

E. 输注血小板悬液

9. 患者，女，37 岁。确诊为急性粒细胞白血病 1 周，近 3 天出现发热，随后四肢及胸腹部出现大片皮肤瘀斑，今日出现站立时头晕、行走不稳、无力、心悸，血液一般检查示 HGB 46.7g/L，WBC 35.9×10^9/L，PLT 112.2×10^9/L。当前纠正贫血应首选的方法是(　　)

A. 肌内注射铁剂　　　　　　　　B. 补充大剂量叶酸

C. 输注新鲜全血　　　　　　　　D. 皮下注射促红细胞生成素

E. 输用浓集红细胞

10. 患者，男，47 岁。多发性创伤后出现高热，查 HGB 121.2g/L，WBC 35.3×10^9/L，PLT 150.7×10^9/L，骨髓象检查各系细胞比例无异常，形态无异常，白细胞碱性磷酸酶活力显著升高。该患者最可能的诊断是(　　)

A. 急性粒细胞白血病　　　　　　B. 急性单核细胞白血病

C. 类白血病反应　　　　　　　　D. 急性淋巴细胞白血病

E. 红白血病

11. 患者，男，29 岁。确诊为急性粒细胞白血病，经 DA 化疗方案治疗后病情好转，症状基本缓解。复查血象及骨髓象，提示病情为部分缓解的主要指标是(　　)

A. 症状、体征基本消失　　　　　B. 骨髓象原始细胞占 12.5%

C. 中性粒细胞绝对值 2.5×10^9/L　　D. HGB 112.2g/L

E. PLT 184×10^9/L

12. 患者，男，51 岁，确诊为 Graves 病后服用大剂量丙硫氧嘧啶治疗，今日出现头晕、乏力、食欲减退、低热、失眠等，查血常规示 WBC 2.2×10^9/L，PLT 112×10^9/L，RBC 4.15×10^{12}/L，中性粒细胞计数 0.45×10^9/L，网织红细胞绝对值在正常范围。首先考虑的诊断是(　　)

A. 特异性药物性粒细胞缺乏症　　B. 继发性再生障碍性贫血

C. 急性髓系白血病　　　　　　　D. 白细胞减少症

E. 骨髓增生异常综合征

三、B1 型题

A. 大细胞性贫血　　　　　　　　B. 靶形红细胞性贫血

C. 小细胞低色素性贫血　　　　　D. 正常细胞性贫血

E. 高色素性贫血

1. 缺铁性贫血的细胞形态学分类是(　　)

2. 再生障碍性贫血的细胞形态学分类是(　　)

A. 缺铁性贫血　　　　　　　　　B. 再生障碍性贫血

C. 珠蛋白合成障碍性贫血　　　　D. 肾性贫血

E. 铁粒幼细胞性贫血

3. 上述疾病，出现血清铁降低，总铁结合力降低的是( )

4. 上述疾病，出现血清铁降低，总铁结合力增高的是( )

A. 叶酸
B. 维生素 B_{12}
C. 促红细胞生成素
D. 丙酸睾酮
E. 泼尼松

5. 治疗再生障碍性贫血应选用的药物是( )

6. 治疗肾性贫血应选用的药物是( )

A. 丙酸睾酮
B. 多糖铁复合物
C. 泼尼松
D. 抗胸腺球蛋白
E. 输新鲜全血

7. 可刺激红细胞生成的药物是( )

8. 可改善骨髓微循环的药物是( )

A. 急性肾衰竭
B. 弥散性血管内凝血
C. 中枢神经系统白血病
D. 全血细胞减少
E. 巨大脾脏

9. 上述各项，慢性粒细胞白血病患者常出现的是( )

10. 上述各项，再生障碍性贫血患者的主要表现是( )

A. 感染性发热
B. 脓毒症
C. 皮肤黏膜出血
D. 重度贫血
E. 淋巴结肿大

11. 急性白血病最早出现的表现是( )

12. 急性白血病最常见的死亡原因是( )

A. 牙龈出血
B. 颅内出血
C. 泌尿道出血
D. 眼底出血
E. 消化道出血

13. 急性白血病最早出现的出血表现是( )

14. 急性白血病晚期出现的致死性出血表现是( )

A. 急性粒细胞白血病
B. 急性淋巴细胞白血病
C. 急性单核细胞白血病
D. 急性巨细胞白血病

E. 急性红白血病

15. 我国儿童最多见的急性白血病是( )

16. 最易发生脑膜浸润的急性白血病是( )

四、X 型题

1. 血液病的分类包括( )

    A. 造血干细胞疾病   B. 红细胞疾病

    C. 粒细胞疾病   D. 淋巴、组织细胞病

    E. 出血及血栓性疾病

2. 血液病的临床表现包括( )

    A. 贫血   B. 出血

    C. 发热   D. 骨痛

    E. 黄疸

3. 骨髓检查可以提供重要诊断依据的血液系统疾病是( )

    A. 再生障碍性贫血   B. 急性白血病

    C. 原发免疫性血小板减少症   D. 粒细胞缺乏症

    E. 骨髓增生异常综合征

4. 下列各项，贫血的病因属于红细胞生成不足的是( )

    A. 白血病   B. 淋巴细胞白血病

    C. 慢性肾脏病   D. 骨髓增生异常综合征

    E. 继发性再生障碍性贫血

5. 组织缺铁的临床表现是( )

    A. 精神行为异常   B. 运动耐力下降

    C. 易并发各种感染   D. 生长发育迟缓

    E. 口腔溃疡及舌炎

6. 用于判断组织缺铁的实验室检查是( )

    A. 小细胞低色素贫血   B. 血清铁蛋白 $<12\mu g/L$

    C. 骨髓小粒可染铁消失   D. 骨髓铁幼红细胞 $<15\%$

    E. 血清铁 $<8.95\mu mol/L$

7. 缺铁性贫血的治愈标准是( )

    A. 临床症状完全消失

    B. 血红蛋白恢复正常

    C. 铁蛋白、红细胞游离原卟啉恢复正常

    D. 病因消除

    E. 骨髓细胞学检查正常

8. 与自身免疫介导的再生障碍性贫血发病有关的疾病是( )

  A. 系统性红斑狼疮   B. 桥本甲状腺炎

  C. Graves 病   D. 类风湿关节炎

  E. 骨髓纤维化

9. 按照我国专家共识，再生障碍性贫血的诊断标准包括(　　)

  A. 全血细胞减少   B. 中性粒细胞绝对值减少

  C. 红细胞计数 $< 3.5 \times 10^9/L$ D. 血小板计数 $< 50 \times 10^9/L$

  E. 骨髓增生减低

10. 再生障碍性贫血基本治愈的判断标准是(　　)

  A. 贫血和出血症状消失   B. HGB 男性 $>120g/L$，女性 $>110g/L$

  C. PLT $> 100 \times 10^9/L$ D. WBC $>4.0 \times 10^9/L$

  E. 随访 3 个月无复发

11. 容易并发中枢神经系统白血病的临床类型是(　　)

  A. ALL   B. AML – M_2

  C. AML – M_4 D. AML – M_5

  E. CML

12. 参与 ALL 危险分层及预后评估有关的临床信息是(　　)

  A. 患者年龄   B. 诊断时白细胞水平

  C. 免疫表型   D. 遗传学或基因表达谱

  E. 对治疗的反应

13. 急性白血病经治疗后达到完全缓解的判断标准是(　　)

  A. 白血病症状及体征完全消失 B. 外周血无白血病细胞

  C. 中性粒细胞绝对值 $>1 \times 10^9/L$ D. PLT 计数 $\geq 100 \times 10^9/L$

  E. 骨髓原始细胞 $<5\%$

14. 骨髓增生异常综合征的支持治疗措施包括(　　)

  A. 输血   B. 控制感染

  C. 去铁治疗   D. 应用细胞因子

  E. 免疫调节治疗

15. 提示霍奇金淋巴瘤患者预后不良的临床信息是(　　)

  A. 男性性别   B. 患者年龄 ≥ 45 岁

  C. 外周血白细胞 $\geq 15 \times 10^9/L$ D. 外周血淋巴细胞占白细胞比例 $<8\%$

  E. 血浆白蛋白 $<40g/L$

五、名词解释

1. 造血干细胞移植 2. 继发性再生障碍性贫血 3. 中枢神经系统白血病

4. 白细胞淤滞现象 5. 骨髓增生异常综合征 6. 粒细胞缺乏症

7. 重度贫血   8. 持续性 ITP   9. 难治性 ITP

10. 慢性病性贫血

六、简答题

1. 简述贫血的临床表现。

2. 简述贫血的治疗。

3. 如何评估组织缺铁及缺铁性贫血？

4. 缺铁性贫血的治愈标准有哪些？

5. 简述我国专家共识关于再生障碍性贫血的诊断标准。

6. 简述原发免疫性血小板减少症的诊断标准。

七、论述题

1. 如何鉴别非重型再生障碍性贫血与骨髓增生异常综合征？

2. 试述慢性白血病的临床分期及各期的主要表现。

3. 举例阐述引起白细胞减少症的常用药物。

4. 试述原发免疫性血小板减少症的治疗。

八、案例分析题

患者，女，21 岁。因月经量过多 3 年，伴疲乏、无力，活动后心悸、气短就诊，既往无重要病史，否认慢性病毒性肝炎、肺结核等传染病史。

查体：慢性病容，皮肤、黏膜苍白，全身浅表淋巴结未触及肿大，双肺无异常，心率 112 次/分，节律规整，心尖区可闻及 2/6 级吹风样收缩期杂音，腹部未见异常。

辅助检查：血 HGB 66g/L，MCV 67fl，MCHC 226g/L，WBC 4.2×10^9/L，PLT 112×10^9/L，网织红细胞 2.2%。

根据以上病史资料，回答问题

1. 应首先考虑的诊断是什么？应与哪些疾病进行鉴别诊断？

2. 列出符合我国诊断标准的病史信息。

3. 确诊还应进行哪些辅助检查？

4. 当前的主要治疗措施有哪些？

参 考 答 案

一、A1 型题

1. D	2. E	3. D	4. B	5. E	6. A	7. A	8. D	9. C	10. D
11. D	12. B	13. B	14. C	15. B	16. C	17. E	18. C	19. C	20. D

21. C	22. C	23. B	24. A	25. B	26. B	27. D	28. D	29. B	30. B
31. A	32. B	33. B	34. A	35. E	36. E	37. A	38. C	39. C	40. B
41. D	42. E	43. E	44. C	45. E	46. A	47. E	48. D		

二、A2 型题

1. D	2. A	3. E	4. D	5. A	6. A	7. E	8. E	9. E	10. C
11. B	12. A								

三、B1 型题

1. C	2. D	3. B	4. A	5. D	6. C	7. C	8. A	9. E	10. D
11. A	12. B	13. A	14. B	15. B	16. B				

四、X 型题

1. ABCDE	2. ABCDE	3. ABE	4. ABCDE	5. ABCDE
6. BCD	7. ABCD	8. ABCD	9. ABDE	10. ABC
11. ABCD	12. ABCDE	13. ABCDE	14. ABCD	15. ABCDE

五、名词解释

1. 造血干细胞移植：是将自体或异体造血干细胞移植给受者，促使受者建立正常造血及免疫系统功能的治疗方法，根据干细胞来源分为自体 HSCT 和异体 HSCT，是多种恶性和非恶性血液病的唯一根治手段。

2. 继发性再生障碍性贫血：是获得性再生障碍性贫血的类型，是指由于造血系统肿瘤、其他系统肿瘤浸润骨髓、骨髓纤维化、放化疗所致骨髓抑制、化学物质、药物、放射损伤、病毒感染等为病因的获得性再障。

3. 中枢神经系统白血病：是指白血病细胞侵犯脑膜、脑实质和脑神经，主要表现为头痛、恶心、呕吐、视物模糊、颈项强直，甚至抽搐、昏迷等，以急淋白血病最常见。

4. 白细胞淤滞现象：为急性白血病的临床表现，当患者外周血 WBC $> 100 \times 10^9/L$，易出现白细胞淤滞现象，导致呼吸窘迫、嗜睡、步态不稳、视力模糊、昏迷等，是临床急危症。

5. 骨髓增生异常综合征：是一组起源于造血干细胞的异质性髓系克隆性疾病，其特点是髓系细胞一系或多系发育异常，呈现病态造血、无效造血，具有向急性髓系白血病转化的高风险。

6. 粒细胞缺乏症：由于各种原因导致周围血中性粒细胞低于 $0.5 \times 10^9/L$ 或消失，称粒细胞缺乏症，常伴有严重感染，预后凶险。

7. 重度贫血：属于贫血的分级诊断，是指外周血 HGB 在 $30 \sim 60g/L$ 之间的贫血。

8. 持续性 ITP：是指 ITP 确诊后 $3 \sim 12$ 个月血小板计数持续减少的患者，包括未自发缓解和停止治疗后不能维持完全缓解的患者。

9. 难治性 ITP：是指对 ITP 患者经一线治疗药物、二线治疗中的促血小板生成药物及利妥昔单抗治疗均无效，或脾切除无效或手术后复发，进行诊断再评估，仍确诊为 ITP 的患者。

10. 慢性病性贫血：是指肺结核、类风湿关节炎等慢性疾病患者，由于骨髓对 EPO 反应不足而发生贫血。

六、简答题

1. 简述贫血的临床表现

（1）一般表现：疲倦、乏力是贫血早期常见的症状，皮肤、黏膜苍白是贫血最常见的体征。

（2）呼吸、循环系统表现：体力活动后感觉心悸、气促为贫血最突出的症状之一。查体心尖部可听到收缩期吹风样杂音。长期慢性贫血可导致贫血性心脏病，出现心脏扩大、心力衰竭等。

（3）中枢神经系统表现：常见头痛、头晕、目眩、耳鸣、嗜睡、反应迟钝、记忆力减退、注意力不集中等症状。

（4）消化系统表现：出现食欲不振、恶心、呕吐、腹胀，甚至腹泻。

（5）泌尿生殖系统表现：血管内溶血可导致血红蛋白尿；失血性休克患者可出现少尿甚至无尿。

（6）原发病的临床表现：溶血性贫血患者可伴有皮肤黏膜黄染；急性溶血患者可有腰痛、酱油色小便等表现；消化道失血者可伴有呕血、黑便；肾性贫血可见肾功能异常表现等。

2. 简述贫血的治疗

（1）病因治疗：首先要消除病因。

（2）补充造血原料：营养性贫血应补充铁剂、维生素 B_{12} 或叶酸等造血原料。

（3）刺激 RBC 生成：常用雄激素类药物、EPO 等。

（4）免疫抑制：环孢素 A、糖皮质激素、抗胸腺细胞球蛋白、抗淋巴细胞球蛋白等。

（5）脾切除：主要用于脾功能亢进所致的贫血和遗传性球形细胞增多症等。

（6）输血：急性大量失血、重度贫血应考虑输血治疗。难治性贫血如再生障碍性贫血、骨髓增生异常综合征、重型地中海贫血等需长期反复输注红细胞。

（7）造血干细胞移植：主要用于重型再生障碍性贫血及重症 β 地中海贫血。

（8）贫血患者的管理：贫血的管理需要多学科协同合作。

3. 如何评估组织缺铁及缺铁性贫血

（1）组织缺铁：常见精神行为异常，如烦躁、易怒、注意力不集中，体力、耐力下降，易患各种感染，反复口腔炎、舌炎、口角炎、缺铁性吞咽困难，毛发干枯、易脱落，皮肤干燥、指（趾）甲缺乏光泽、脆薄易裂，重者呈匙状甲，少数患者可有异食癖。判断要点：①血清铁蛋白 $< 12\mu g/L$。②骨髓铁染色显示骨髓小粒可染铁消失，铁粒幼红细胞少于 15%。判断为组织缺铁。

（2）缺铁性贫血：常见乏力、易倦、头昏、头痛、耳鸣、心悸、气促、纳差等，伴面色苍白、心率增快、心尖区收缩期杂音等。判断要点：①符合组织缺铁的诊断标准。②血清铁低于 $8.95\mu mol/L$，总铁结合力升高大于 $64.44\mu mol/L$，转铁蛋白饱和度 $< 15\%$。③FEP/HGB $> 4.5\mu g/gHGB$，诊断为缺铁性贫血。

4. 缺铁性贫血的治愈标准有哪些

（1）临床症状完全消失。

（2）HGB 恢复正常，即男性 $> 120g/L$，女性 $> 110g/L$，孕妇 $> 100g/L$。

（3）诊断缺铁的指标均恢复正常，特别是反映储存铁和 RBC 内铁的指标恢复正常，如 $SF \geqslant 50\mu g/L$，$FEP < 0.9\mu mol/L$，$ZPP < 0.96\mu g/L$，$sTfR \leqslant 2.25mg/L$。

（4）缺铁的病因消除。

5. 简述我国专家共识关于再生障碍性贫血的诊断标准

（1）全血细胞减少，网织红细胞绝对值减少（儿童网织红细胞 $< 1\%$），淋巴细胞比例增高，至少符合以下 3 三项中 2 项：①HGB $< 100g/L$。②PLT 计数 $< 50 \times 10^9/L$（儿童 $< 100 \times 10^9/L$）。③ANC $< 1.5 \times 10^9/L$。

（2）骨髓检查至少有一部位增生减低或重度减低，如增生活跃，须有巨核细胞明显减少及淋巴细胞相对增多，骨髓小粒成分中应见非造血细胞增多，脂肪组织增加，网硬蛋白不增加，无异常细胞。

（3）必须除外引起全血细胞减少的疾病，如 PNH、MDS、自身抗体介导的全血细胞减少、AL、恶性组织细胞病等。

（4）不典型再障的诊断依据：需要进行动态观察慎重诊断，多次和多处骨髓穿刺，结合骨髓活检及核素扫描等综合诊断。

6. 简述原发免疫性血小板减少症的诊断标准

（1）至少连续 2 次外周血检查示血小板计数减少，外周血涂片镜检血细胞形态无明显异常。

（2）脾脏一般不增大。

（3）骨髓检查示巨核细胞增多或正常伴成熟障碍。

（4）特殊实验检查血小板糖蛋白特异性自身抗体、TPO 检查异常。

七、论述题

1. 如何鉴别非重型再生障碍性贫血与骨髓增生异常综合征

非重型再生障碍性贫血与骨髓增生异常综合征均有全血细胞减少的特点，应注意鉴别。

（1）疾病性质：再生障碍性贫血是由多种病因导致骨髓造血功能衰竭，以骨髓增生极度低下，两系或三系（全血）血细胞减少，但骨髓中无恶性细胞浸润，属于骨髓衰竭综合征；骨髓增生异常综合征是一组起源于造血干细胞的异质性髓系克隆性疾病，其特点是髓系细胞一系或多系发育异常的病态造血，无效造血，有向急性髓系白血病转化的高风险。

（2）骨髓象特点：非重型再生障碍性贫血骨髓象在增生不良部位骨髓涂片见骨髓小粒极少，脂肪滴显著增多，多部位骨髓增生度明显或极度减低，有核细胞减少，幼红细胞、粒系细胞及巨核细胞均明显减少或缺如，淋巴细胞比例明显增高；骨髓增生异常综合征可见一系、两系或三系血细胞减少，但骨髓象三系细胞增生活跃，至少有两系细胞表现病态造血，巨核细胞多见，骨髓 CD34$^+$ 细胞比例增多，染色体检查可见 del（5q）、del（7q）等核型异常。

（3）外周血特点：骨髓增生异常综合征网织红细胞可正常或升高，外周血可见到有核红细胞，骨髓病态造血明显，早期细胞比例不低或增加，染色体异常；非重型再生障碍性贫血一般无上述异常。

（4）治疗：非重型再生障碍性贫血应脱离对骨髓有抑制作用的有毒物质，尽早开始针对发病机制的治疗，首选雄激素治疗；骨髓增生异常综合征应用免疫抑制、免疫调节、联合化疗治疗。

2. 试述慢性白血病的临床分期及各期的主要表现

慢性白血病自然病程包括慢性期、加速期和急变期。

（1）慢性期：一般持续 1~4 年，患者通常有乏力、低热、盗汗、体重减轻等代谢亢进的症状，脾大是最显著的特征，可出现肝脏肿大，部分患者可出现胸骨中、下段的压痛。血 WBC 增多可引起不同程度的眼底出血甚至白细胞淤滞症。

（2）加速期：可持续数月至数年，常有进行性体重下降、脾脏进行性肿大、发热、骨痛、贫血、出血等症状，患者对原有有效药物如酪氨酸激酶抑制剂失去疗效，可出现 PLT 数量的增多或减少。

（3）急变期：出现任意比例的淋系原始细胞增加时，均应诊断为急变期。急变后对化疗多不敏感，预后很差，患者通常于数月内死亡。

3. 举例阐述引起白细胞减少症的常用药物

（1）抗肿瘤药如氯芥、环磷酰胺、顺铂、氟尿嘧啶等。

（2）解热镇痛药如阿司匹林、布洛芬、吡罗昔康、非那西汀等。

（3）镇静催眠药如苯巴比妥、氯丙嗪、地西泮类等。

（4）抗甲状腺药如硫氧嘧啶类、甲巯咪唑、卡比马唑等。

（5）抗癫痫药如苯妥英钠、三甲双酮等。

（6）磺胺药如磺胺嘧啶、磺胺异唑等。

（7）抗生素如青霉素、氯霉素、头孢菌素、异烟肼、对氨水杨酸、更昔洛韦等。

（8）抗疟药如奎宁、伯氨喹等。

（9）降血糖药如甲苯磺丁脲等。

（10）心血管病药如普鲁卡因胺、普萘洛尔、甲基多巴、利血平等。

（11）利尿药如醋唑磺胺、依他尼酸、氢氯噻嗪等。

4. 试述原发免疫性血小板减少症的治疗

治疗原则是遵循个体化原则，在治疗不良反应最小化基础上提升血小板计数至安全水平，减少出血事件，降低病死率，关注患者健康相关生活质量。

（1）紧急治疗：发生危及生命的出血（如颅内出血）或需要急症手术时，应迅速提升 PLT 计数至安全水平，可输注血小板或静脉注射免疫球蛋白，其他措施包括停抗血小板聚集药物，控制高血压，局部加压止血，口服避孕药控制月经过多等。

（2）一线治疗：应用糖皮质激素、丙种球蛋白等。

（3）二线治疗：应用促血小板生成药物、利妥昔单抗、联合治疗、脾切除术等。

（4）三线治疗：全反式维甲酸联合达那唑治疗。

（5）其他药物：包括应用硫唑嘌呤、CsA、达那唑、长春新碱等。

第六篇　内分泌及代谢性疾病 ▷▷▷

一、A1 型题

1. 淡漠性甲亢的临床特点是（　　）

 A. 以 T_3 增高为主   B. 高代谢症候群明显

 C. 多有明显的甲状腺肿大   D. 一般不出现甲亢危象

 E. 多见于老年人，消瘦明显

2. 下列各项，与甲亢严重程度呈平行关系的是（　　）

 A. 基础代谢率   B. 甲状腺肿大程度

 C. TRH 兴奋试验   D. 突眼程度

 E. T_3 抑制试验

3. 诊断临床甲亢的首选指标是（　　）

 A. 基础代谢率   B. 甲状腺摄 ^{131}I 率

 C. TRH 兴奋试验   D. TT_3、TT_4 测定

 E. FT_3、FT_4 测定

4. 放射性 ^{131}I 治疗甲亢的作用机制是（　　）

 A. 释放 X 射线   B. 释放 α 射线

 C. 释放 δ 射线   D. 释放 γ 射线

 E. 释放 β 射线

5. 诊断甲亢最有意义的体征是（　　）

 A. 弥漫性甲状腺肿大伴血管杂音 B. 心率增快，第一心音亢进

 C. 浸润性突眼   D. 脉压增大，周围血管征阳性

 E. 双手震颤（＋）

6. 为避免严重的药物不良反应，临床首选的抗甲状腺药物是（　　）

 A. 甲巯咪唑   B. 甲硫氧嘧啶

 C. 丙硫氧嘧啶   D. 卡比马唑

 E. 复方碘溶液

7. 与 Graves 病发病无关的因素是（　　）

 A. 体液免疫   B. 遗传因素

 C. 细胞免疫   D. 高功能性甲状腺腺瘤

 E. 慢性淋巴细胞性甲状腺炎

8. 抗甲状腺药物最常见的不良反应是（　　）

A. 胃肠道紊乱　　　　　　　　　　B. 肝功能损害

C. 肾功能损害　　　　　　　　　　D. 粒细胞减少

E. 消化道出血

9. 开始抗甲状腺药物治疗前必须检查的项目是(　　　)

A. 心电图　　　　　　　　　　　　B. 肝酶治疗

C. 甲状腺超声　　　　　　　　　　D. 血白细胞计数

E. 肾功能指标

10. 甲亢患者出现浸润性突眼的主要原因是(　　　)

A. 交感神经兴奋眼外肌　　　　　　B. 上睑肌张力增高

C. 眶内软组织肿胀、增生和眼肌病变 D. 精神兴奋、紧张

E. 眼球肿大

11. 硫脲类及咪唑类抗甲状腺药物的主要药理作用是(　　　)

A. 抑制甲状腺激素释放　　　　　　B. 抑制甲状腺激素合成

C. 抑制碘吸收　　　　　　　　　　D. 促进甲状腺激素代谢

E. 抑制促甲状腺激素的作用

12. 常用作甲亢治疗疗效判断及调整药物剂量的指标是(　　　)

A. 基础代谢率　　　　　　　　　　B. 甲状腺摄^{131}I 率

C. 突眼程度　　　　　　　　　　　D. 血 FT_3、FT_4、TSH

E. 甲状腺肿大程度

13. 发生甲状腺危象时首选的抗甲状腺药物是(　　　)

A. 甲硫氧嘧啶　　　　　　　　　　B. 甲巯咪唑

C. 卡比马唑　　　　　　　　　　　D. 普萘洛尔

E. 丙硫氧嘧啶

14. 甲状腺危象治疗时，能阻滞儿茶酚胺释放并降低组织对甲状腺激素反应的药物
是(　　　)

A. 丙硫氧嘧啶　　　　　　　　　　B. 甲巯咪唑

C. 普萘洛尔　　　　　　　　　　　D. 无机碘溶液

E. 卡比马唑

15. 甲亢患者最常见的心律失常类型是(　　　)

A. 室性早搏　　　　　　　　　　　B. 房性早搏

C. 交界性早搏　　　　　　　　　　D. 心房颤动

E. 房室传导阻滞

16. 妊娠及哺乳期的甲亢患者应禁用的治疗措施是(　　　)

A. 甲状腺次全切除　　　　　　　　B. 甲硫氧嘧啶

C. 放射性^{131}I 治疗　　　　　　　　D. 普萘洛尔

E. 甲巯咪唑

17. 甲亢患者在接受甲状腺次全切除术术前准备时，可加服的药物是(　　)

    A. 普萘洛尔   B. 利血平

    C. 胍乙啶   D. 复方碘溶液

    E. 甲状腺片

18. 甲亢治疗后病情缓解的定义是(　　)

    A. 停药 1 个月，血清 TSH、TH 基本正常

    B. 停药 3 个月，血清 TSH、TH 正常

    C. 停药 6 个月，血清 TSH、TH 正常

    D. 停药 1 年，血清 TSH、TH 正常

    E. 停药 1.5 年，血清 TSH、TH 正常

19. 亚急性甲状腺炎的主要病因是(　　)

    A. 遗传因素   B. 自身免疫

    C. 药物作用   D. 病毒感染

    E. 饮食因素

20. 临床上最常见的痛性甲状腺疾病是(　　)

    A. Graves 病   B. 桥本甲状腺炎

    C. 产后甲状腺炎   D. 亚急性甲状腺炎

    E. 药物性甲状腺炎

21. 对诊断桥本甲状腺炎最有意义的辅助检查是(　　)

    A. TT_3、TT_4 升高，TSH 降低   B. TT_3、TT_4 降低，TSH 降低

    C. 甲状腺弥漫性肿大   D. TPOAb 及 TgAb 滴度显著升高

    E. 甲状腺 ^{131}I 摄取率降低

22. 2 型糖尿病的主要致死性并发症是(　　)

    A. 糖尿病肾病   B. 糖尿病神经病变

    C. 合并感染   D. 心血管病变

    E. 酮症酸中毒

23. 糖尿病并发神经系统病变最常见的类型是(　　)

    A. 多发性神经根病变   B. 自主神经病变

    C. 远端对称性多发性神经病变 D. 近端运动神经病变

    E. 局灶性单神经病变

24. 1 型糖尿病患者的主要死亡原因是(　　)

    A. 酮症酸中毒昏迷   B. 冠心病

    C. 脑血管病   D. 感染

    E. 糖尿病肾病

25. WHO 建议应用 HbA1c 诊断糖尿病的切点是(　　)

    A. >6.0%   B. >6.5%

C. ＞7.0%　　　　　　　　　　　D. ＞7.5%

E. ＞7.8%

26. 用于评估胰岛 B 细胞功能的辅助检查是(　　　)

A. 糖化血红蛋白　　　　　　　B. 糖化血浆白蛋白

C. OGTT　　　　　　　　　　　D. 血浆 C 肽测定

E. 葡萄糖 – 胰岛素释放试验

27. 糖尿病治疗的近期目标**不包括**(　　　)

A. 控制高血糖　　　　　　　　B. 纠正代谢紊乱

C. 消除症状　　　　　　　　　D. 预防慢性并发症

E. 防止出现急性并发症

28. 磺脲类降糖药的主要不良反应是(　　　)

A. 低血糖反应　　　　　　　　B. 肝肾功能损伤

C. 白细胞减少　　　　　　　　D. 消化道反应

E. 体重增加

29. 下列降糖药中，应与第一口饭一同嚼服的是(　　　)

A. 二甲双胍　　　　　　　　　B. 格列美脲

C. 吡格列酮　　　　　　　　　D. 阿卡波糖

E. 瑞格列奈

30. 黎明现象发生的机制是(　　　)

A. 胰岛素用量不足　　　　　　B. 饮食控制不佳

C. 胰岛素抵抗　　　　　　　　D. 胰岛素对抗激素分泌增多

E. 胰岛素注射时间过早

31. 糖尿病的神经病变特点，**不包括**(　　　)

A. 与微血管病变有关　　　　　B. 周围神经病变最常见

C. 上肢重于下肢　　　　　　　D. 后期可累及运动神经

E. 与山梨醇旁路代谢增强有关

32. 发现与诊断糖尿病的重要线索是(　　　)

A. 空腹血糖测定　　　　　　　B. 糖化血红蛋白测定

C. 尿糖测定　　　　　　　　　D. 血胰岛素水平测定

E. OGTT

33. 目前诊断糖尿病的主要依据是(　　　)

A. 空腹血糖测定　　　　　　　B. 糖化血红蛋白测定

C. 尿糖测定　　　　　　　　　D. 血胰岛素水平测定

E. OGTT

34. 可引起血糖升高的药物，**不包括**(　　　)

A. 利尿剂　　　　　　　　　　B. 糖皮质激素

C. 口服避孕药　　　　　　　　　　D. 阿司匹林

E. β 受体阻滞剂

35. 糖尿病饮食治疗中，碳水化合物应占总热量来源的比例是（　　）

A. 30% ~ 40%　　　　　　　　　　B. 40% ~ 50%

C. 50% ~ 60%　　　　　　　　　　D. 60% ~ 70%

E. 70% ~ 80%

36. 下列各项，鉴别 1 型与 2 型糖尿病最有意义的是（　　）

A. 年龄　　　　　　　　　　　　　B. 体重

C. 有无自发性酮症倾向　　　　　　D. 有无明显"三多一少"症状

E. 血浆 C 肽水平

37. 对糖尿病分型诊断最有价值的辅助检查是（　　）

A. 空腹血糖 + 血浆胰岛素

B. 餐后血糖 + 血浆胰岛素

C. 75g 口服葡萄糖耐量试验 + C 肽释放试验

D. 空腹血糖 + 糖化血红蛋白

E. 餐后血糖 + C 肽释放试验

38. 糖尿病患者如需静脉滴注葡萄糖液，溶液中葡萄糖与普通胰岛素的比例是（　　）

A. 1 ~ 2g:1U　　　　　　　　　　B. 3 ~ 4g:1U

C. 4 ~ 6g:1U　　　　　　　　　　D. 6 ~ 8g:1U

E. 2 ~ 3g:1U

39. 口服阿卡波糖降低餐后血糖的机制是（　　）

A. 抑制小肠上皮细胞 α - 葡萄糖苷酶

B. 抑制蛋白质非酶促糖基化

C. 增加外周组织对胰岛素的敏感性

D. 增加胰岛素分泌

E. 增加外周细胞对葡萄糖的摄入

40. 抢救糖尿病酮症酸中毒时静脉应用胰岛素的剂量是（　　）

A. 0.01U/（kg·h）　　　　　　　　B. 0.5U/（kg·h）

C. 1U/（kg·h）　　　　　　　　　D. 0.1U/（kg·h）

E. 0.1U/（kg·d）

41. 检测血中糖化血红蛋白可反映平均血糖水平的时间是（　　）

A. 取血前 8 ~ 12 周血糖的总水平　　B. 取血前 6 ~ 8 周血糖的总水平

C. 取血前 4 ~ 6 周血糖的总水平　　D. 取血前 2 ~ 4 周血糖的总水平

E. 取血前 1 ~ 7 天血糖的总水平

42. 糖尿病最常见的急性并发症是（　　）

A. 高渗高血糖综合征　　　　　　　B. 酮症酸中毒

C. 乳酸性酸中毒　　　　　　D. 急性化脓性感染

E. 冠心病心绞痛

43. 诊断糖尿病酮症酸中毒最关键的指标是(　　)

A. 血糖 >13.9mmol/L　　　　B. 血 pH <7.35

C. 尿酮体阳性　　　　　　　D. 血酮体 >3mmol/L

E. 电解质紊乱

44. 救治糖尿病酮症酸中毒的关键治疗措施是(　　)

A. 应用胰岛素　　　　　　　B. 静脉补液

C. 应用碱性溶液　　　　　　D. 纠正电解质紊乱

E. 控制感染

45. 下列各项，最有助于鉴别高渗高血糖综合征与酮症酸中毒的是(　　)

A. 血糖 >33mmol/L　　　　　B. 呼吸频率大于24次/分

C. 血钾 <3.5mmol/L　　　　　D. 血浆渗透压 >320mOsm/（kg·H_2O）

E. 出现意识障碍

46. 糖尿病患者发生低血糖症时，最早出现的症状是(　　)

A. 意识障碍　　　　　　　　B. 共济失调

C. 极度口渴　　　　　　　　D. 震颤伴心悸与焦虑

E. 行为异常

47. 继发性血脂异常的病因，**不包括**(　　)

A. 糖尿病　　　　　　　　　B. 库欣综合征

C. 严重肝病　　　　　　　　D. 甲状腺功能亢进症

E. 肾病综合征

48. 动脉粥样硬化性心血管疾病极高危患者 LDL-C 的治疗达标值是(　　)

A. <3.4mmol/L　　　　　　　B. <3.12mmol/L

C. <2.6mmol/L　　　　　　　D. <1.8mmol/L

E. <1.2mmol/L

49. 痛风的首发表现是(　　)

A. 痛风石　　　　　　　　　B. 急性关节炎

C. 夜尿增多　　　　　　　　D. 眼睑炎

E. 脚踝水肿

50. 合并慢性肾功能不全的痛风患者，应选用的降尿酸药物是(　　)

A. 苯溴马隆　　　　　　　　B. 别嘌醇

C. 螺内酯　　　　　　　　　D. 非布司他

E. 秋水仙碱

51. 痛风患者禁用苯溴马隆降尿酸治疗的临床情况是(　　)

A. 出现痛风石　　　　　　　B. 夜尿增多

    C. 合并血脂异常   D. 血肌酐 $>250\mu mol/L$

    E. 年龄 <40 岁

二、A2 型题

1. 患者，女，25 岁。因低热伴颈部明显增粗、活动后心悸、气短、多汗就诊，查体见甲状腺 Ⅲ 度肿大，质地均匀坚实，触痛明显，未触及震颤。辅助检查：血 FT_3、FT_4 轻度升高，TSH 在正常范围，^{131}I 吸收率 24 小时 45%。最可能的诊断是(　　)

    A. 甲状腺功能亢进症   B. 单纯性甲状腺肿

    C. 亚急性甲状腺炎   D. 甲状腺囊肿

    E. 慢性甲状腺炎

2. 患者，女，31 岁。现妊娠 14 周，因心悸、多汗就诊，心电图示频发房性早搏，血 FT_3、FT_4 升高，TSH 明显降低。应首选的治疗是(　　)

    A. 甲状腺次全切除术   B. 口服丙硫氧嘧啶

    C. 放射性碘治疗   D. 口服普萘洛尔

    E. 口服甲巯咪唑

3. 患者，男，38 岁。甲亢复发患者。查体：轻度突眼，甲状腺弥漫性肿大，心率 122 次/分。实验室检查：血 FT_3、FT_4 升高，TSH 降低，AST 中度升高，血白细胞 $3.5 \times 10^9/L$。适宜的治疗措施是(　　)

    A. 抗甲状腺药物治疗   B. 口服复方碘溶液

    C. 甲状腺手术治疗   D. 抗甲状腺药物联合糖皮质激素

    E. 放射性 ^{131}I 治疗

4. 患者，女，18 岁。因心悸、性情急躁伴消瘦就诊。查体：轻度突眼，甲状腺轻度肿大，可闻及血管杂音，心率 122 次/分。确诊应首选的辅助检查是(　　)

    A. 基础代谢率测定   B. 血 TT_4、TT_3 测定

    C. 甲状腺摄 ^{131}I 率检测   D. 血 FT_4、FT_3、TSH 测定

    E. 血 rT_3 测定

5. 患者，女，58 岁。甲状腺 Ⅰ 度肿大，反应迟钝，伴腹泻、厌食。实验室检查：血 FT_3 升高，TT_4 正常，TSH 降低；甲状腺摄 ^{131}I 率在正常范围。应考虑的诊断是(　　)

    A. 甲状腺功能减退症   B. 亚临床型甲亢

    C. T_3 型甲亢   D. 桥本甲状腺炎

    E. 淡漠型甲亢

6. 患者，女，36 岁。确诊 Graves 病数年，应用丙硫氧嘧啶口服治疗后症状控制，甲状腺缩小，药物维持治疗 25mg/d 已超过 1 年半。有助于判断是否可以停药的指标的是(　　)

    A. TSAb 测定   B. 甲状腺摄 ^{131}I 率

    C. T_3 抑制试验   D. 放射性核素扫描

    E. 基础代谢率测定

7. 患者，女，28 岁。妊娠 20 周合并甲亢，对抗甲状腺药物有明显过敏反应。宜选择的治疗是(   )

    A. 放射性^{131}I 治疗   B. 甲状腺次全切除术

    C. 待分娩后再行治疗   D. 口服复方碘溶液

    E. 口服普萘洛尔

8. 患者，女，53 岁。确诊 Graves 病后应用抗甲状腺药物治疗 8 个月，复查外周血白细胞降至 3.2×10^9/L，中性粒细胞计数 1.2×10^9/L。应采取的治疗是(   )

    A. 减少抗甲状腺药物剂量

    B. 减少抗甲状腺药物剂量并加用促进白细胞增生药

    C. 减少抗甲状腺药物剂量并加用糖皮质激素

    D. 停用抗甲状腺药，严密观察

    E. 停用抗甲状腺药，加用促进白细胞增生药

9. 患者，男，56 岁。身高 175cm，体重 70kg，因多饮、多尿，2 个月内体重下降 5kg 就诊，查空腹血糖 8.4mmol/L。下列各项正确的是(   )

    A. 确诊糖尿病   B. OGTT 明确诊断

    C. 诊断继发性糖尿病   D. 诊断糖耐量减低

    E. 复查 3 次空腹血糖以明确诊断

10. 患者，女，56 岁。身高 155cm，体重 55kg，有糖尿病家族史，体检发现空腹血糖 6.4mmol/L；OGTT 空腹血糖 6.6mmol/L，糖负荷后 2h 血糖 9.6mmol/L。下列各项正确的是(   )

    A. 诊断糖尿病   B. 重复 OGTT 以明确诊断

    C. 可排除糖尿病   D. 诊断为空腹血糖异常

    E. 诊断为糖耐量异常

三、A3 型题

(1~5 题共用病案)

患者，男，73 岁。确诊 2 型糖尿病 10 余年，口服降糖药联合注射胰岛素维持治疗，3 天前劳累后感心悸、乏力，食欲不振，自认为血糖偏低，故停用胰岛素，随后出现恶心、厌食、乏力、嗜睡，数小时出现烦渴、呼吸深大，心动过速，血压下降，遂急诊。查体：T 37.7℃，P 112 次/分，R 24 次/分，BP 90/58mmHg。急性病容，神志恍惚，全身皮肤、黏膜干燥，眼窝明显凹陷，呼吸深大，双肺未闻及啰音，心率 112 次/分，节律规整，腹部未见明显异常，双侧巴宾斯基征（±）。急查随机血糖 25.7mmol/L，血酮体 3.6mmol/L，尿糖（＋＋＋＋），尿酮体（＋）。

1. 首先考虑的诊断是(   )

    A. 酮症酸中毒   B. 乳酸性酸中毒

    C. 高血糖高渗综合征   D. 感染性休克

E. 急性心力衰竭

2. 该患者当前关键性的治疗措施是（　　）

    A. 静脉补液　　　　　　　　　　B. 小剂量持续滴注胰岛素

    C. 控制感染　　　　　　　　　　D. 静脉注射 5% 碳酸氢钠

    E. 静脉注射毛花苷 C

3. 治疗过程中应重点监测并及时补充的电解质是（　　）

    A. 钾　　　　　　　　　　　　　B. 钠

    C. 钙　　　　　　　　　　　　　D. 镁

    E. 磷

4. 救治过程中应用胰岛素控制血糖，使血糖下降的适宜速度是（　　）

    A. 每小时 1.9 ~ 2.1mmol/L　　　B. 每小时 2.9 ~ 4.1mmol/L

    C. 每小时 3.9 ~ 6.1mmol/L　　　D. 每小时 4.9 ~ 7.1mmol/L

    E. 每小时 6.9 ~ 9.1mmol/L

5. 分析患者病史资料，其病情发生变化的最可能的原因与诱因是（　　）

    A. 胰岛素减停　　　　　　　　　B. 感染

    C. 精神因素　　　　　　　　　　D. 过度疲劳

    E. 血压波动

四、B1 型题

    A. 丙硫氧嘧啶　　　　　　　　　B. 复方碘溶液

    C. 普萘洛尔　　　　　　　　　　D. 氢化可的松

    E. 地西泮

1. 甲状腺危象治疗时，可迅速抑制甲状腺素合成的药物是（　　）

2. 甲状腺危象治疗时，可抑制甲状腺素释放，阻断激素分泌的药物是（　　）

    A. 2 ~ 4 周　　　　　　　　　　B. 4 ~ 6 周

    C. 2 ~ 4 个月　　　　　　　　　D. 6 ~ 12 个月

    E. 1 ~ 2 年

3. 甲亢患者应用抗甲状腺药物治疗"初治阶段"的疗程是（　　）

4. 甲亢患者应用抗甲状腺药物治疗"维持阶段"的疗程是（　　）

    A. 甲状腺摄^{131}I 率　　　　　　B. 血 TT_4、FT_4

    C. 血 TT_3、FT_3　　　　　　　D. 血 FT_3、FT_4

    E. 血 TSH

5. 诊断甲亢的首选指标是（　　）

6. 甲减诊断的一线指标是（　　）

A. 口服葡萄糖耐量试验　　　　　B. 血酮体、尿酮体检查

C. 血脂测定　　　　　　　　　　D. 糖化血红蛋白 A1c

E. 血糖监测

7. 空腹血糖未达诊断标准的可疑糖尿病者，应选择的检查是(　　)

8. 胰岛素治疗酮症酸中毒，调整胰岛素用量的主要依据是(　　)

A. 饮食治疗　　　　　　　　　　B. 口服降血糖药

C. 饮食治疗 + 胰岛素　　　　　　D. 小剂量胰岛素及大量输液

E. 大剂量胰岛素及大量输液

9. 1 型糖尿病患者应首选的治疗是(　　)

10. 初诊的 2 型糖尿病轻症患者治疗应选用的是(　　)

五、X 型题

1. 甲状腺功能亢进症的诊断依据是(　　)

A. 高代谢症候群表现

B. 甲状腺肿大

C. 血 TT_3、FT_3、TT_4、FT_4 升高，TSH 降低

D. 浸润性突眼

E. 排除非甲亢性甲状腺毒症

2. 甲状腺功能亢进症缓解的定义是(　　)

A. 停药 1 年　　　　　　　　　　B. 血 TSH 恢复正常

C. 甲状腺肿大完全消失　　　　　D. 甲状腺激素恢复正常

E. 眼征完全恢复

3. 用于诊断甲状腺功能减退症的第一线指标是(　　)

A. TSH　　　　　　　　　　　　B. TT_3

C. FT_3　　　　　　　　　　　　D. TT_4

E. FT_4

4. 糖尿病的高危人群包括(　　)

A. 糖调节受损　　　　　　　　　B. 年龄 >45 岁

C. 超重或肥胖　　　　　　　　　D. 巨大胎儿史

E. 有糖尿病家族史

5. 目前糖尿病的诊断标准是(　　)

A. 空腹血糖≥7.0mmol/L

B. OGTT 糖负荷后 2h 血糖≥11.1mmol/L

C. HbA1c≥6.5%

    D. 有糖尿病症状，随机血糖≥11.1mmol/L

    E. 无症状者重复检测空腹血糖≥7.0mmol/L

6. 我国 2 型糖尿病的控制目标是(　　)

    A. 空腹血糖 3.9～7.2mmol/L　　　　　B. 非空腹血糖 <10mmol/L

    C. HbA1c <7.0%　　　　　　　　　　D. 体重指数 <24kg/m²

    E. 主动有氧运动≥150 分/周

7. 口服降糖药物中具有刺激内源性胰岛素分泌的药物是(　　)

    A. 双胍类　　　　　　　　　　　　　B. 磺脲类

    C. 格列奈类　　　　　　　　　　　　D. 格列酮类

    E. 二肽基肽酶抑制剂

8. 确立低血糖症诊断的依据是(　　)

    A. 与低血糖一致的症状　　　　　　　B. 低血糖发生时监测血糖 <2.8mmol/L

    C. 血糖水平升高后症状缓解　　　　　D. 存在渐进性加重的意识障碍

    E. 血压明显下降

9. 无症状的高尿酸血症患者，血尿酸水平≥480μmol/L 时应开始降尿酸治疗的合并症包括(　　)

    A. 血脂异常　　　　　　　　　　　　B. 糖尿病

    C. 冠心病　　　　　　　　　　　　　D. 脑卒中

    E. 尿酸性肾结石

10. 动脉粥样硬化性心血管疾病的高危人群包括(　　)

    A. 吸烟　　　　　　　　　　　　　　B. 体重指数≥28kg/m²

    C. HDL - C <1mmol/L　　　　　　　　D. 非 HDL - C≥5.2mmol/L

    E. SBP≥160mmHg 或 DBP≥100mmHg

六、名词解释

1. 甲状腺危象　　　　　　2. 亚临床甲亢　　　　　　3. 淡漠性甲亢

4. 黏液水肿性昏迷　　　　5. 胰岛素抵抗　　　　　　6. 高血糖高渗综合征

7. Whipple 三联征　　　　 8. 亚临床痛风　　　　　　9. 难治性痛风

10. 血脂异常

七、简答题

1. 简述内分泌疾病的防治原则。

2. 简述甲状腺危象的发生机制及临床表现。

3. 简述临床常用的甲状腺功能评估指标及其临床应用。

4. 简述 Graves 病的诊断依据。

5. 简述甲状腺功能亢进症患者应用 β 受体阻滞剂的临床价值。

6. 简述甲状腺功能减退症的临床表现。

7. 简述甲状腺功能减退症的诊断要点。

8. 简述 WHO 糖尿病的分类。

9. 糖尿病的高危人群有哪些？

10. 简述糖尿病患者心血管危险分层的简易评估法。

11. 简述各类口服降糖药物的服用时间要求。

12. 应用胰岛素的不良反应有哪些？

13. 简述成人低血糖症的病因。

14. 简述糖尿病患者伴低血糖症的临床分类。

15. 简述无症状高尿酸血症及痛风的药物治疗原则。

八、论述题

1. 试述甲状腺毒症的各系统的主要表现。

2. 试述甲状腺功能亢进症的治疗措施及其主要适应证。

3. 根据哪些临床信息可以评估甲状腺危象？试述甲状腺危象的治疗措施。

4. 试述糖尿病患者长期控制不达标可出现的急、慢性并发症。

5. 试述 2 型糖尿病的综合控制目标。

6. 试述临床常用的与糖代谢相关的检测指标及其临床价值。

7. 试述糖尿病的诊断标准及诊断的注意事项。

8. 如何鉴别 1 型与 2 型糖尿病？

9. 试述糖尿病的综合防治措施。

10. 试述口服降糖药物的分类及其主要的降糖机制。

11. 试述糖尿病患者应用胰岛素的适应证。

12. 如何鉴别糖尿病酮症酸中毒与高血糖高渗综合征？

13. 试述血脂异常的治疗原则。

九、案例分析题

王某，女，63 岁。确诊糖尿病 4 天，突发意识模糊、精神错乱 2 小时急诊入院。患者 4 天前因感冒在社区医院就诊，行血液检查后诊断为糖尿病，给予口服降糖药物"优降糖"联合"降糖灵"每日 3 次治疗，服用 3 天后患者感觉明显乏力、神志恍惚，很快入睡。2 小时前患者于睡眠中突发间断性狂躁不安，哭闹不止，胡言乱语，急送我院急诊。在检查过程中患者陷入昏迷状态，伴小便失禁。

体格检查：T 36.6℃，P 106 次/分，R 18 次/分，BP 100/70mmHg。浅昏迷状态，皮肤潮湿多汗，无出血点及瘀斑，无突眼，巩膜无黄染，双肺未闻及干、湿啰音，心率 106 次/分，节律规整，心尖区可闻及 2/6 级吹风样收缩期杂音，腹平软，肝脾肋下未触及，双下肢无水肿，生理反射存在，双侧膝反射减弱，巴宾斯基征（-）。

辅助检查：①血液一般检查：HGB 115g/L，WBC 8.2×10^9/L，N 67.3%，PLT 137×10^9/L。②尿液检查：尿糖（－），尿酮体（－）。③血生化：血糖 2.07mmol/L，K$^+$ 4.56mmol/L，Na$^+$ 141.7mmol/L，CK 55U/L，cTnT 0.04μg/L。④心电图：窦性心动过速。⑤动脉血气分析：pH 7.38，PaO$_2$ 95mmHg，PaCO$_2$ 30mmHg，BE＋3.3。⑥头颅CT：多发性腔隙性脑梗死。

根据病史资料回答问题

1. 初步诊断和诊断依据是什么？

2. 当前的主要救治措施有哪些？

3. 如何进一步明确糖尿病诊断？

参 考 答 案

一、A1 型题

1. E	2. A	3. E	4. E	5. A	6. A	7. D	8. D	9. D	10. C
11. B	12. D	13. E	14. C	15. D	16. C	17. D	18. D	19. D	20. D
21. D	22. D	23. C	24. E	25. B	26. D	27. D	28. A	29. D	30. D
31. C	32. C	33. A	34. D	35. C	36. E	37. C	38. B	39. A	40. D
41. A	42. B	43. D	44. B	45. D	46. D	47. D	48. D	49. B	50. D
51. D									

二、A2 型题

1. C	2. B	3. C	4. D	5. C	6. A	7. B	8. E	9. A	10. E

三、A3 型题

1. A	2. A	3. A	4. C	5. A					

四、B1 型题

1. A	2. B	3. B	4. E	5. D	6. B	7. A	8. E	9. C	10. A

五、X 型题

1. ABCE	2. ABD	3. ADE	4. ABCDE	5. ABCDE
6. ABCDE	7. BC	8. ABC	9. ABCDE	10. ABCDE

六、名词解释

1. 甲状腺危象：是甲状腺毒症急性加重致多系统损伤的一组综合征，多发生于较重甲亢未予治疗或治疗不充分的患者，常见诱因有感染、手术、创伤、精神刺激及放射性碘治疗等。临床表现有高热、心率快、烦躁不安、大汗淋漓、厌食、恶心、呕吐、腹泻，严重者有心衰、休克或昏迷，甚至危及生命。

2. 亚临床甲亢：血 T_3、T_4 正常，TSH 降低，不伴或伴有轻微的甲亢症状，主要依赖实验室检查结果诊断。

3. 淡漠性甲亢：是指甲亢起病隐匿，高代谢症候群、甲状腺肿大、眼征均不显著，表现为淡漠、乏力、反应迟钝、消瘦等，多见于老年人。

4. 黏液水肿性昏迷：甲减患者因感染、创伤或伴发其他系统严重疾病，出现嗜睡、低体温、心动过缓、血压下降、四肢肌肉松弛、反射减弱或消失、心力衰竭，严重者甚至昏迷，发生休克，肾功能不全，危及生命。

5. 胰岛素抵抗：指胰岛素作用的靶器官包括肝脏、肌肉和脂肪组织，对胰岛素作用的敏感性降低，一定量的胰岛素的生物学反应低于预计正常水平。

6. 高血糖高渗综合征：是糖尿病的急性并发症，是以严重高血糖、高血浆渗透压、脱水为特点，常有不同程度的意识障碍或昏迷的临床综合征。

7. Whipple 三联征：是低血糖症的临床特点：①与低血糖相一致的症状。②症状存在时测量血糖浓度偏低。③血糖水平升高后上述症状缓解。

8. 亚临床痛风：是指无症状高尿酸血症患者，影像学检查发现尿酸盐结晶沉积和（或）痛风性骨侵蚀。

9. 难治性痛风：痛风患者具备下列中的 1 项者，即为难治性痛风：①单用或联合应用常规降尿酸药物足量、足疗程但血尿酸≥360μmol/L。②接受规范治疗，痛风仍发作≥2 次/年。③存在多发性和（或）进展性痛风石。

10. 血脂异常：是指血浆中脂质代谢与转运异常，表现为高胆固醇血症和（或）高甘油三酯血症，以及低高密度脂蛋白胆固醇血症等一系列血脂紊乱，与多种疾病如肥胖症、2 型糖尿病、高血压、冠心病、脑卒中等密切相关。

七、简答题

1. 简述内分泌疾病的防治原则

（1）功能亢进的防治原则：针对功能亢进性质的内分泌疾病，可以通过手术切除、放射性破坏及抑制性药物治疗，必要时 3 种治疗可以相互配合，以提高疗效。

（2）功能减退的防治原则：激素替代或补充治疗是最常用的方法。内分泌腺组织移植如胰岛细胞或胰腺移植、甲状旁腺组织移植等。

2. 简述甲状腺危象的发生机制及临床表现

（1）发病机制：①血甲状腺激素迅速升高。②机体对甲状腺激素的耐受性下降。③肾上腺素能神经兴奋性增高。

（2）临床表现：高热（>39℃）、心率快（>140 次/分）、烦躁不安、大汗淋漓、厌食、恶心、呕吐、腹泻，严重者出现心衰、休克甚至昏迷，危及生命。白细胞总数及中性粒细胞常升高。血三碘甲状腺原氨酸、甲状腺素升高，促甲状腺激素显著降低，病情轻重与甲状腺激素值可不平行。

3. 简述临床常用的甲状腺功能评估指标及其临床应用

（1）血清总三碘甲状腺原氨酸（TT_3）和血清总甲状腺素（TT_4）：大多数甲亢患者血清 TT_3 与 TT_4 同时升高，T_3 型甲状腺毒症时仅有 TT_3 增高。TT_3 对初期甲亢、复发及疗效评判更敏感。因腺体破坏，甲状腺素释放过多时，则 TT_4 升高更明显。

（2）血清游离三碘甲状腺原氨酸（FT_3）和血清游离甲状腺素（FT_4）：较 TT_3、TT_4 更能直接反映甲状腺功能状态，尤其适用于甲状腺球蛋白水平存在变化的患者，故是诊断临床甲亢的首选指标。

（3）促甲状腺素（TSH）测定：反映甲状腺功能最敏感的指标，测定高敏 TSH（sTSH）灵敏度更高。在原发性甲亢时 TSH 的降低，继发性甲亢时 TSH 升高。对亚临床型甲亢和甲减的诊断具有更重要意义。

4. 简述 Graves 病的诊断依据

（1）符合甲亢的诊断。

（2）甲状腺弥漫性肿大（甲状腺触诊和 B 超证实）。

（3）眼球突出和其他浸润性眼征。

（4）胫前黏液性水肿。

（5）TRAb 或 TSAb 阳性。

（1）~（2）项为诊断必备条件；（3）~（5）项为诊断的辅助条件。

5. 简述甲状腺功能亢进症患者应用 β 受体阻滞剂的临床价值

（1）β 受体阻滞剂的作用机制是阻断甲状腺激素对心脏的兴奋作用，抑制外周组织 T_4 转换为 T_3。

（2）主要在抗甲状腺药物治疗初期使用，可较快改善患者的烦躁、怕热、多汗、心动过速、肌肉震颤等症状，老年患者、静息心率 >90 次/分或合并心血管疾病的患者均应使用该类药物。

6. 简述甲状腺功能减退症的临床表现

（1）一般表现：易疲劳、怕冷、体重增加、嗜睡、抑郁等，查体可见表情淡漠、面色苍白、皮肤干燥发凉、水肿、声音嘶哑、毛发稀疏等。

（2）肌肉与关节表现：乏力、肌强直、痉挛疼痛且遇冷加重等。

（3）心血管系统表现：心动过缓、心排血量下降、脉压变窄，伴高血压时易并发冠心病，但较少发生心绞痛和心力衰竭。

（4）精神神经系统表现：言语及反应缓慢，记忆力下降、智力减退，嗜睡，或出现偏执、抑郁、焦虑的精神症状，重者发生黏液水肿型癫痫。

（5）消化系统表现：以厌食、腹胀、便秘多见，严重者出现麻痹性肠梗阻等。

（6）内分泌系统表现：男性患者出现阳痿，女性患者出现月经过多或闭经。

（7）黏液性水肿昏迷：嗜睡，低体温，呼吸缓慢，心动过缓，血压下降、四肢肌肉松弛，生理反射减弱或消失，严重者发生昏迷，出现休克、肾功能不全，危及生命。

7. 简述甲状腺功能减退症的诊断要点

（1）有甲减的症状和体征，血清 TSH 增高，TT_4、FT_4 均降低，即可诊断原发性甲减，应进一步明确甲减的原因。

（2）血清 TSH 减低或者正常，TT_4、FT_4 降低，应考虑为中枢性甲减，需进一步进行下丘脑和垂体的相关检查，明确下丘脑和垂体病变。

8. 简述 WHO 糖尿病的分类

（1）1 型糖尿病：是免疫介导的 β 细胞破坏和绝对胰岛素缺乏，最常见于儿童和成年早期 β 细胞破坏和绝对胰岛素缺乏。

（2）2 型糖尿病：最常见类型，不同程度 β 细胞功能障碍和胰岛素抵抗，与超重和肥胖有关的混合型糖尿病。

（3）其他特殊类型糖尿病：单基因糖尿病、β 细胞功能或胰岛素作用单基因缺陷、胰腺外分泌疾病、内分泌疾病、药物或化学品所致的糖尿病、感染相关糖尿病：先天性风疹、巨细胞病毒感染及免疫介导性糖尿病等。

（4）妊娠糖尿病：妊娠期首次发现的高血糖，或妊娠期诊断的 1 型或 2 型糖尿病。

9. 糖尿病的高危人群有哪些

（1）糖尿病的高危人群是指年龄超过 18 岁，存在 1 个及以上高危因素的个体。

（2）高危人群：①年龄≥40 岁。②有糖尿病前期病史。③BMI≥$24kg/m^2$ 或中心性肥胖（腰围男性≥90cm，女性≥85cm）。④缺乏体力活动。⑤一级亲属中有 2 型糖尿病患者。⑥有巨大胎儿生产史或 GDM 病史。⑦有高血压或正在降压治疗。⑧有血脂异常或正在进行调脂治疗。⑨有动脉粥样硬化性心脑血管病史。⑩有一过性类固醇糖尿病病史。⑪多囊卵巢综合征病史。⑫长期使用抗精神病药或抗抑郁药治疗。

10. 简述糖尿病患者心血管危险分层的简易评估法

糖尿病心血管风险分层简易评估法将心血管危险分为极高危、高危、中危 3 级。

（1）极高危：糖尿病合并已确诊的心血管疾病，或有其他靶器官损害或有≥3 个主要危险因素，或早发的 1 型糖尿病病程 >20 年。

（2）高危：糖尿病不伴有靶器官损害，且病程≥10 年或合并存在任意 1 个及以上危险因素。

（3）中危：年轻患者（1型糖尿病<35岁或2型糖尿病<50岁）且糖尿病病程<10年，不伴有其他危险因素。

11. 简述各类口服降糖药物的服用时间要求

（1）双胍类：每日2~3次，可在进餐时服用或餐后立即服用。

（2）磺脲类：需在餐前半小时服用，一般从小剂量开始，以后根据血糖水平调整，直至疗效满意为止。

（3）α-糖苷酶抑制剂：在进餐时与第一口饭嚼服。

（4）噻唑烷二酮类：每日1次或分2次口服，一般空腹或餐前服用。

（5）格列奈类：每日3次，餐前15~30分钟服用。

（6）二肽基肽酶-4（DPP-4）抑制剂：每日1次，任意时间规律服用。

（7）钠-葡萄糖共转运蛋白2（SGLT-2）抑制剂：每日1次早上或第一次正餐前服用。

12. 应用胰岛素的不良反应有哪些

（1）低血糖反应：最多见，多由剂量过大或与饮食、运动配合不当引起。

（2）过敏反应：皮肤瘙痒、荨麻疹，罕见过敏性休克。

（3）局部反应：注射局部红肿，皮下脂肪萎缩或增生，故应经常更换注射部位以防止其发生。

（4）胰岛素水肿：治疗初期可因钠潴留而发生轻度水肿。

（5）视力模糊：为晶状体屈光改变所致。

13. 简述成人低血糖症的病因

（1）药物性：应用胰岛素或胰岛素促泌剂、部分非降糖药。

（2）严重的系统性疾病：见于严重的肝、肾疾病，心功能不全，脓毒症，进食极少等。

（3）内分泌疾患：见于皮质醇增多症、肾上腺素分泌增多、胰高糖素升高、胰外肿瘤等。

（4）内源性胰岛素分泌过多：见于胰岛素瘤、功能性胰岛β细胞病、非胰岛素瘤性胰源性低血糖、胃旁路术后低血糖等。

（5）其他：自身免疫性低血糖、偶发或人为的低血糖等。

14. 简述糖尿病患者伴低血糖症的临床分类

（1）严重低血糖症：是指发生低血糖症后，患者不能自救，需要他人协助才能恢复神智。

（2）症状性低血糖症：是指低血糖的症状明显，血糖≤3.9mmol/L。

（3）无症状性低血糖症：患者无低血糖症状，但血糖≤3.9mmol/L。

（4）可疑的症状性低血糖症：有低血糖症状，但未检测血糖。

（5）相对性低血糖症：低血糖的症状明显，但血糖≥3.9mmol/L。

15. 简述无症状高尿酸血症及痛风的药物治疗原则

（1）无症状高尿酸血症：出现下列情况时，起始降尿酸药物治疗：血尿酸水平≥

540μmol/L或血尿酸水平≥480μmol/L且有下列合并症之一，包括高血压、脂代谢异常、糖尿病、肥胖、脑卒中、冠心病、心功能不全、尿酸性肾结石、肾功能损害2期及以上。无症状者，建议血尿酸控制在＜420μmol/L；伴合并症时，建议控制在＜360μmol/L。肾脏排泄不良型高尿酸血症患者适用于促进尿酸排泄的药物治疗；肾脏负荷过多型，适用于抑制尿酸生成的药物治疗；混合型高尿酸血症，可两类药物联合治疗。

（2）痛风：患者血尿酸≥480μmol/L，或血尿酸≥420μmol/L，合并下列情况之一：痛风发作≥2次/年、痛风石、慢性痛风性关节炎、肾结石、慢性肾脏疾病、高血压、糖尿病、血脂异常、脑卒中、缺血性心脏病、心力衰竭和发病年龄＜40岁，应开始药物治疗。

八、论述题

1. 试述甲状腺毒症的各系统的主要表现

（1）高代谢综合征：表现有怕热多汗、皮肤潮湿、低热、多食善饥、体重锐减和疲乏无力。

（2）精神神经系统：神经过敏、烦躁易怒、失眠、思想不集中甚至幻想、躁狂症或精神分裂症，舌、手指和闭睑细震颤、腱反射亢进，偶尔表现为寡言抑郁、淡漠。

（3）心血管系统：出现心悸、气短、胸闷等，查体可见心动过速、第一心音亢进、收缩压升高、心脏肥大和心力衰竭、心律失常等。

（4）消化系统：食欲亢进，稀便、排便次数增加；重症可有肝大、肝功能异常，偶有黄疸；少数有食欲减退、厌食、恶心、呕吐。

（5）肌肉骨骼系统：表现为肌无力和肌肉消瘦。

（6）生殖系统：女性月经减少或闭经，男性阳痿，偶有乳腺增生。

（7）造血系统：外周血白细胞总数和粒细胞数可降低，淋巴细胞增多，可有低色素性贫血，可伴血小板减少性紫癜。

（8）皮肤及指端：小部分患者有典型的对称性黏液性水肿，局部皮肤增厚变粗，可伴继发感染和色素沉着，可出现增生性骨膜下骨炎、类杵状指（趾）等。

2. 试述甲状腺功能亢进症的治疗措施及其主要适应证

（1）抗甲状腺药物（ATD）治疗：是甲亢的基础治疗。适应证：①病情轻、中度患者。②甲状腺轻、中度肿大。③孕妇、高龄或由于其他严重疾病不适宜手术者。④手术前和131I治疗前的准备。⑤手术后复发且不适宜131I治疗者。⑥中至重度活动的甲亢突眼患者。

（2）放射性131I治疗：适应证：①成人Graves甲亢伴甲状腺肿大Ⅱ度以上。②对ATD过敏。③经ATD治疗或手术治疗后复发。④甲状腺毒症心脏病或甲亢伴其他病因的心脏病。⑤甲亢伴白细胞和（或）血小板减少或全血细胞减少。⑥甲亢合并肝、肾等脏器功能损害。⑦拒绝手术治疗或者有手术禁忌证；⑧浸润性突眼。

（3）手术治疗：对 Graves 病有较高的治愈率。适应证：①中、重度甲亢，长期服药无效或停药后复发，或不能坚持用药者。②甲状腺显著肿大，对周围脏器有压迫。③胸骨后甲状腺肿大。④细针穿刺细胞学证实甲状腺癌或者怀疑恶变者。⑤妊娠期甲亢药物控制不佳或过敏者可在妊娠中期（第 13～24 周）进行手术。

3. 根据哪些临床信息可以评估甲状腺危象？试述甲状腺危象的治疗措施

（1）评估信息：甲状腺危象是甲状腺毒症急性加重的表现，多发生于较重的甲亢且未予治疗或治疗不充分的患者，评估信息包括体温、中枢神经系统症状、消化系统症状、心率、充血性心力衰竭、心房颤动、有无诱因等。

（2）治疗措施：去除诱因如积极防治感染，做好术前准备，积极治疗甲亢是预防危象发生的关键。抢救措施：①一般治疗：严密监测患者血压、心率、体温的变化情况，保证足够热量和液体补充，并迅速纠正电解质及酸碱平衡紊乱。对症治疗包括降温、镇静、保护脏器功能、防治感染等。②抑制甲状腺激素合成：使用大量抗甲状腺药物，首选丙硫氧嘧啶。③抑制甲状腺激素释放：服用丙硫氧嘧啶 1 小时后开始服用复方碘溶液，抑制甲状腺激素释放。④肾上腺糖皮质激素：适用于有高热或休克者。⑤β 受体阻滞剂：阻断甲状腺激素对心脏的刺激作用，改善烦躁、怕热、多汗、心动过速、肌肉震颤等症状。⑥其他：可选用血液透析、腹膜透析或血浆置换等措施，迅速清除血中过多的甲状腺激素。

4. 试述糖尿病患者长期控制不达标可出现的急、慢性并发症

（1）急性并发症：主要有酮症酸中毒、高血糖高渗综合征、乳酸性酸中毒等。

（2）慢性并发症：①糖尿病肾脏病：由糖尿病所致的慢性肾脏疾病，是糖尿病主要的微血管并发症之一，1 型糖尿病患者的主要死因。②糖尿病视网膜病变：是糖尿病患者的高度特异性微血管并发症，成年人失明的主要原因之一。③糖尿病性心肌病：可诱发心力衰竭、心律失常、心源性休克和猝死。④动脉粥样硬化性心血管疾病：糖尿病是动脉粥样硬化性血管病独立危险因素之一，是 2 型糖尿病患者首位致死原因。⑤糖尿病神经病变：是糖尿病最常见的慢性并发症之一，病变可累及中枢神经及周围神经，以后者多见。⑥糖尿病足：是与下肢远端神经异常和不同程度周围血管病变相关的足部溃疡、感染和（或）深层组织破坏，是糖尿病的特征性病变。⑦其他：白内障是糖尿病患者双目失明的主要原因之一，青光眼、视网膜黄斑病变和虹膜睫状体病变等，皮肤病变、牙周病为糖尿病最常见的口腔并发症。

5. 试述 2 型糖尿病的综合控制目标

（1）血糖：空腹 3.9～7.2mmol/L，非空腹 <10.0mmol/L。

（2）HbA1c：<7.0%。

（3）血压：<130/80mmHg。

（4）HDL－C：男性 >1.0mmol/L，女性 >1.3mmol/L。

（5）TG：<1.7mmol/L。

（6）LDL－C：未合并冠心病者 <2.6mmol/L，合并冠心病者 <1.8mmol/L。

（7）体重指数：$<24\text{kg}/\text{m}^2$。

（8）尿白蛋白/肌酐比值：男性$<2.5\text{mg}/\text{mmol}$，女性$<3.5\text{mg}/\text{mmol}$。

（9）尿白蛋白排泄率：$<20\mu\text{g}/\text{min}$。

（10）主动有氧运动：$\geqslant150$分/周。

6. 试述临床常用的与糖代谢相关的检测指标及其临床价值

（1）尿糖测定：是诊断糖尿病的重要线索，但非诊断依据。

（2）血糖测定：是诊断糖尿病的主要依据，也是长期监控病情和判断疗效的主要指标。

（3）口服葡萄糖耐量试验（OGTT）：当血糖高于正常范围而又未达到糖尿病诊断标准时，用OGTT评估糖代谢状态。

（4）糖化血红蛋白A1（HbA1c）：其量与血糖浓度呈正相关，可反映采血前$8\sim12$周的平均血糖水平，是监测糖尿病病情的重要指标，HbA1c$\geqslant7\%$是2型糖尿病启动临床治疗或需要调整治疗方案的重要判断标准。

（5）糖化血浆白蛋白：测定血浆蛋白与葡萄糖发生非酶催化的糖化反应而形成果糖胺，其形成的量与血糖浓度相关，反映近$2\sim3$周内总的血糖水平，为糖尿病患者近期病情监测的指标。

7. 试述糖尿病的诊断标准及诊断的注意事项

（1）诊断标准：①空腹血糖值$\geqslant7.0\text{mmol}/\text{L}$。②OGTT糖负荷后2小时血糖$\geqslant11.1\text{mmol}/\text{L}$。③HbA1c$\geqslant6.5\%$。④糖尿病症状和体征，随机血糖$\geqslant11.1\text{mmol}/\text{L}$。符合上述4条其中1条可诊断糖尿病。符合上述标准但对于无症状者，建议重复检测血糖以确认诊断。此外，血糖在$5.6\sim6.9\text{mmol}/\text{L}$为空腹血糖受损，OGTT糖负荷后2小时血糖在$7.8\sim11.0\text{mmol}/\text{L}$为糖耐量减低。

（2）注意事项：①对于无糖尿病症状、仅一次血糖值达到糖尿病诊断标准者，必须在另一天复查核实而确定诊断。如复查结果未达到糖尿病诊断标准，应定期复查。空腹血糖受损或糖耐量减低的诊断应根据3个月内的两次OGTT结果，用其平均值来判断。在急性感染、创伤或各种应激情况下可出现血糖暂时升高，不能诊断为糖尿病，应随访。②儿童糖尿病诊断标准与成人相同。③推荐采用葡萄糖氧化酶法测定静脉血浆葡萄糖，不主张测定血清葡萄糖。

8. 如何鉴别1型与2型糖尿病

（1）发病年龄：1型糖尿病多见于儿童和青少年；2型糖尿病多见于中、老年人。

（2）起病特点：1型糖尿病起病急；2型糖尿病多数起病隐匿、缓慢。

（3）三多一少症状：1型糖尿病明显；2型糖尿病较轻或缺如。

（4）实验室检查：1型糖尿病自身免疫性抗体阳性率高，血浆胰岛素和C肽低于正常；2型糖尿病自身免疫性抗体阴性，血浆胰岛素和C肽低于正常、高于正常或轻度降低。

（5）酮症酸中毒并发症：1型糖尿病易发生，且有自发倾向；2型糖尿病少见。

（6）治疗原则：1 型糖尿病必须应用胰岛素，依赖胰岛素生存；2 型糖尿病多采用综合防治措施，包括基础治疗、口服降糖药等，必要时联合应用胰岛素。

9. 试述糖尿病的综合防治措施

（1）糖尿病教育：有利于提高糖尿病患者的信心和自我保健能力，有利于积极配合治疗并使疾病控制达标。

（2）医学营养治疗：是糖尿病基础治疗措施。患者对医学营养治疗的依从性是决定能否达到理想血糖控制的关键影响因素。

（3）运动治疗：长期坚持体育锻炼是糖尿病治疗的一项基本措施，运动可提高胰岛素的敏感性，并有降糖、降压、减肥等作用。适用于病情相对稳定者，尤其适合于肥胖的 2 型糖尿病患者。

（4）口服降糖药物治疗：包括胰岛素促分泌剂磺脲类、格列奈类、DPP－4 抑制剂和通过其他机制降血糖药物双胍类、α－葡萄糖苷酶抑制剂、噻唑烷二酮类、钠－葡萄糖协同转运蛋白 2 抑制剂。临床上常需要口服药物，以及口服药与注射降糖药胰岛素、GLP－1 受体激动剂联合治疗。

（5）胰高血糖素样肽－1 受体激动剂（GLP－1RA）：可单独使用，也可与其他降糖药等联合应用治疗 2 型糖尿病，尤其适合 2 型糖尿病合并动脉粥样硬化性心血管疾病、心衰、慢性肾脏疾病及肥胖患者。

（6）胰岛素治疗：是控制高血糖的重要手段。1 型糖尿病患者需依赖胰岛素维持生命和控制高血糖。

（7）2 型糖尿病的代谢手术治疗：《中国 2 型糖尿病防治指南》中已正式将代谢手术列为治疗肥胖症伴 2 型糖尿病的措施之一。

（8）血糖监测：是糖尿病管理中的重要组成部分，其结果有助于评估糖尿病患者糖代谢紊乱的程度，制定合理的降糖方案，反映降糖治疗的效果并指导治疗方案的调整。

（9）治疗慢性并发症：糖尿病慢性并发症是患者致残、致死的主要原因，应定期进行各种慢性并发症筛查，以便早期诊断，早期防治。

（10）胰腺移植和胰岛细胞移植：主要用于 1 型糖尿病伴终末期肾病的患者。

（11）预防：一级预防是避免糖尿病发病；二级预防是及早检出并有效治疗糖尿病；三级预防是延缓和（或）防治糖尿病并发症。

10. 试述口服降糖药物的分类及其主要的降糖机制

口服降糖药物有胰岛素促分泌剂磺脲类、格列奈类、DPP－4 抑制剂和通过其他机制降血糖药物双胍类、α－葡萄糖苷酶抑制剂、噻唑烷二酮类、SGLT2 抑制剂等。

（1）双胍类：抑制肝糖异生及肝糖输出，增加外周组织对胰岛素的敏感性，增加对葡萄糖的摄取和利用，抑制肠壁细胞摄取葡萄糖，提高 GLP－1 水平，激活单磷酸腺苷依赖的蛋白激酶，改善肌肉、脂肪、肝脏的能量代谢。

（2）磺脲类：刺激胰岛 β 细胞分泌胰岛素，加强胰岛素与受体结合的作用，增加靶组织对胰岛素的敏感性。

（3）α-糖苷酶抑制剂：抑制小肠黏膜上皮细胞表面刷状缘的α-葡萄糖苷酶的活性，延缓碳水化合物的吸收而降低餐后高血糖。

（4）噻唑烷二酮类：通过结合和活化过氧化物酶体增殖物激活受体γ起作用，增强靶组织对胰岛素的敏感性，减轻胰岛素抵抗，故被视为胰岛素增敏剂。

（5）格列奈类：非磺脲类促胰岛素分泌剂，刺激胰岛素的早时相分泌而降低餐后血糖。

（6）二肽基肽酶-4抑制剂：通过抑制DPP-4减少胰高血糖素样肽-1（GLP-1）在体内的失活，提高内源性GLP-1的水平。

（7）钠-葡萄糖共转运蛋白2抑制剂：通过抑制肾小管钠-葡萄糖共转运蛋白2，从而抑制肾小管葡萄糖重吸收，降低肾糖阈，促进尿葡萄糖排泄降糖。

（8）胰高血糖素样肽-1受体激动剂：葡萄糖依赖性地刺激胰岛素合成和分泌，减少胰高血糖素释放，减少食物摄入，促进棕色脂肪组织的生热作用和白色脂肪组织分解增加能量消耗，胃排空延迟。

11. 试述糖尿病患者应用胰岛素的适应证

（1）1型糖尿病需终身胰岛素替代治疗。

（2）2型糖尿病经饮食、运动和大剂量多种联合口服降糖药治疗未获得良好控制，HbA1c仍大于7.0%。

（3）2型糖尿病无明显诱因而体重显著下降时，应该尽早使用胰岛素治疗。

（4）新诊断2型糖尿病患者HbA1c>9.0%或空腹血糖>11.0mmol/L可首选胰岛素治疗。

（5）糖尿病酮症酸中毒、高血糖高渗压综合征和乳酸性酸中毒伴高血糖时。

（6）各种严重的糖尿病合并急性或慢性并发症。

（7）糖尿病手术、妊娠和分娩。

（8）某些特殊类型糖尿病。

12. 如何鉴别糖尿病酮症酸中毒与高血糖高渗综合征

（1）病史：酮症酸中毒多有糖尿病病史，青少年患者多见，常有感染、胰岛素治疗中断等诱因；高血糖高渗综合征可无糖尿病病史，老年人多见，常有感染、呕吐、腹泻等诱因。

（2）临床表现：酮症酸中毒起病急，厌食、恶心呕吐、口渴、多尿、昏睡、呼吸深快等；高血糖高渗综合征起病慢，出现口渴、嗜睡、幻觉、震颤、抽搐等。

（3）实验室检查：酮症酸中毒患者血糖多>13.9mmol/L，血pH值、CO_2CP降低，血酮体显著升高，尿酮体阳性；高血糖高渗综合征患者血糖更高，>33.3mmol/L，血pH值、CO_2CP基本正常，血钠正常或显著升高，血浆渗透压显著升高>320mOsm/L。

13. 试述血脂异常的治疗原则

（1）根据患者个体动脉硬化性心血管病危险程度，决定是否启动药物治疗。

（2）以生活方式干预为基础，生活方式改善可以同时干预其他动脉硬化性心血管病的危险因素。

（3）将控制 LDL – C 水平达标作为防控动脉硬化性心血管病危险的首要干预靶点，非 HDL – C 作为次要干预靶点。

（4）明确患者个体干预目标值，并使调脂治疗达到目标值。因各种原因不能达到目标值的患者，LDL – C 应至少降低 50%；LDL – C 基线在目标值以内的极高危患者，LDL – C 仍应降低 30% 左右。

（5）调脂药物首选他汀类。开始应用中等强度剂量的他汀类药，根据调脂疗效和患者耐受情况调整剂量。

（6）单用他汀类药物胆固醇水平不能达标者，可与其他调脂药物如依折麦布，或中药制剂联合使用。

第七篇　风湿性疾病 ▷▷▷▷

一、A1 型题

1. 下列疾病中，**不属于**弥漫性结缔组织病的是（　　）
   A. 类风湿关节炎
   B. 干燥综合征
   C. 系统性红斑狼疮
   D. 强直性脊柱炎
   E. 结节性多动脉炎

2. 用于治疗风湿性疾病的药物，**不包括**（　　）
   A. 非甾体类抗炎药
   B. 糖皮质激素
   C. 改善病情的抗风湿药
   D. 细胞毒药物
   E. 抗生素

3. 下列关于类风湿关节炎的叙述，**错误**的是（　　）
   A. 好发于 35 ~ 50 岁
   B. 男性多见
   C. 起病隐匿
   D. 早期小关节受累
   E. 可致关节畸形与功能障碍

4. 下列各项，**不属于**类风湿关节炎关节外表现的是（　　）
   A. 类风湿结节
   B. 肺间质病变
   C. 贫血
   D. 心脏瓣膜病变
   E. 周围神经病变

5. 诊断类风湿关节炎的主要实验室检查指标是（　　）
   A. 血沉
   B. 类风湿因子
   C. 抗核抗体
   D. 高敏 C 反应蛋白
   E. 关节滑液检查

6. 影像学辅助诊断类风湿关节炎，首选的检查部位是（　　）
   A. 双手指及腕关节
   B. 胸、腰部脊柱
   C. 双侧膝关节
   D. 双侧脚踝关节
   E. 双侧掌指及肩肘关节

7. 除关节肿痛之外，对类风湿关节炎的诊断最有意义的临床表现是（　　）
   A. 足跟、脚踝疼痛
   B. 关节无痛性皮下结节
   C. 出血性皮疹
   D. 弥漫性肺间质病变
   E. 正红细胞性贫血

8. 类风湿关节炎患者最早出现的关节症状是（　　）

A. 关节晨僵   B. 关节肿胀

C. 关节畸形   D. 活动障碍

E. 关节疼痛

9. 非甾体类抗炎药治疗类风湿关节炎的主要作用是（   ）

A. 有效缓解症状   B. 延缓关节的侵蚀破坏

C. 减少脏器并发症   D. 减少其他药物使用剂量

E. 预防再次进入活动期

10. 按诊断标准，**不属于**诊断类风湿关节炎的必备关节表现是（   ）

A. ≥3 个关节肿胀   B. 对称性关节肿

C. 腕、掌指、指间关节肿胀   D. 关节畸形

E. 晨僵

11. 能延缓及阻止类风湿关节炎关节侵蚀及破坏的药物是（   ）

A. 非甾体类抗炎药   B. 抗风湿药物

C. 细胞毒药物   D. 生物制剂

E. 糖皮质激素

12. 阳性率高特异性较低，滴度与类风湿关节炎的活动性及严重性正相关的辅助检查是（   ）

A. 抗角蛋白抗体   B. 高敏 C 反应蛋白

C. 类风湿因子   D. 抗磷脂抗体

E. 抗核抗体

13. 治疗类风湿关节炎最常用但不单独使用的药物是（   ）

A. 非甾体类抗炎药   B. 抗风湿药物

C. 细胞毒药物   D. 生物制剂

E. 糖皮质激素

14. 下列各项，**不属于**系统性红斑狼疮的临床特点是（   ）

A. 好发于女性   B. 多见于 20～40 岁青壮年

C. 出现多系统损害   D. 关节疼痛但 X 线可无异常

E. 首选细胞毒性药物治疗

15. 诊断系统性红斑狼疮的最佳筛选指标是（   ）

A. ANA   B. ESR

C. 抗双链 DNA 抗体   D. 抗 Sm 抗体

E. 抗磷脂抗体

16. 属于系统性红斑狼疮自身抗体的标记性抗体是（   ）

A. 抗核抗体   B. 抗 dsDNA 抗体

C. 抗 SSA 抗体   D. 抗磷脂抗体

E. 抗 RNP 抗体

17. 系统性红斑狼疮患者与双链 DNA 抗体升高密切相关的受累脏器是( )
    A. 心　　　　　　　　　　　　　B. 肾
    C. 脑　　　　　　　　　　　　　D. 肺
    E. 血液

18. 判断系统性红斑狼疮活动性的指标，**不包括**( )
    A. 活动性炎症损害如皮疹、关节炎　　B. 全身症状如发热
    C. 抗双链 DNA 抗体效价升高　　　　D. C_3、C_4 水平下降
    E. 抗磷脂抗体阳性

19. 对于临床疑诊系统性红斑狼疮的患者，诊断最为关键的检查是( )
    A. 类风湿因子　　　　　　　　　B. 抗核抗体谱
    C. 血沉　　　　　　　　　　　　D. C 反应蛋白
    E. 血免疫球蛋白及补体

20. 目前治疗系统性红斑狼疮的主要药物是( )
    A. 泼尼松　　　　　　　　　　　B. 头孢菌素
    C. 甲氨蝶呤　　　　　　　　　　D. 复方雷公藤
    E. 环孢素 A

21. 系统性红斑狼疮患者典型的面部表现是( )
    A. 痤疮　　　　　　　　　　　　B. 色素沉着
    C. 紫癜　　　　　　　　　　　　D. 蝶形红斑
    E. 盘状红斑

22. 阳性常提示系统性红斑狼疮患者易形成动、静脉血栓的抗体是( )
    A. ANA　　　　　　　　　　　　B. 抗核糖体 RNP 抗体
    C. 抗磷脂抗体　　　　　　　　　D. 抗 Sm 抗体
    E. 抗双链 DNA 抗体

23. 导致药物性狼疮的药物，**不包括**( )
    A. 普鲁卡因胺　　　　　　　　　B. 硝苯地平
    C. 异烟肼　　　　　　　　　　　D. 肼苯哒嗪
    E. 磺胺嘧啶

24. 轻型系统性红斑狼疮患者应用抗疟药的主要目的是( )
    A. 控制皮疹，减轻光敏感　　　　B. 预防呼吸道感染
    C. 改善关节症状　　　　　　　　D. 控制狼疮肾炎活动
    E. 预防狼疮脑病

25. 对于抗磷脂抗体阳性的系统性红斑狼疮患者，除常规治疗外应加用的药物是( )
    A. 抗生素　　　　　　　　　　　B. 细胞毒药物
    C. 免疫抑制剂　　　　　　　　　D. 叶酸与维生素 B_{12}

E. 抗凝剂、抗血小板药

二、A2 型题

1. 患者，女，47 岁。类风湿关节炎病史 4 年，可完成日常生活自理并参加一定量的工作，但有些活动受限。评估其关节功能障碍的分级是（　　）

A. Ⅰ级
B. Ⅱ级
C. Ⅲ级
D. Ⅳ级
E. Ⅴ级

2. 患者，女，51 岁。反复低热 1 年，伴四肢小关节肿痛，查血 WBC 8.0×10^9/L，HGB 100g/L，ANA（－），RF（＋），经多种抗生素治疗症状无明显缓解。首先考虑的诊断是（　　）

A. 风湿性关节炎
B. 系统性红斑狼疮
C. 骨关节炎
D. 类风湿关节炎
E. 骨质疏松症

3. 患者，女，49 岁。反复低热半年余，发热时伴有四肢小关节晨僵、肿痛，时见腕关节处皮下小结节，质地硬，两侧呈对称性分布。辅助检查：HGB 92g/L，RF（＋）。病史中提示患者处于疾病活动期的临床表现是（　　）

A. 关节晨僵
B. 关节肿胀
C. 类风湿结节
D. 贫血
E. RF（＋）

4. 患者，女，31 岁。低热伴四肢小关节肿胀、疼痛半年就诊，查血 WBC 8.0×10^9/L，HGB 86g/L，血沉 88mm/h，血 ANA（－），RF（＋）。为明确诊断，行关节 X 线检查应首选的部位是（　　）

A. 双侧踝关节
B. 双侧膝关节
C. 双手指及腕关节
D. 双侧肘关节
E. 双侧肩关节

5. 患者，女，54 岁。反复低热 1 年余，发热时伴有双手小关节肿痛。辅助检查：血液一般检查示轻度正细胞性贫血，血沉 92mm/h，ANA（－），RF（＋）；双手指及腕关节 X 线检查示关节周围软组织肿胀，关节间隙变窄。应给予的治疗措施是（　　）

A. 口服甲氨蝶呤
B. 口服泼尼松
C. 口服环磷酰胺
D. 关节穿刺局部给药
E. 滑膜切除术

6. 患者，女，49 岁。反复低热半年余，伴双手腕关节及掌指关节肿痛，晨起关节有胶黏着样感觉，约 2 小时后症状可缓解，有时脚踝部可见大小不等、无压痛的皮下结节，质地较硬，伴口干，查血 WBC 8.0×10^9/L，HGB 92g/L，血沉 68mm/h，ANA（－），RF（＋），血尿酸 338μmol/L。应首先考虑的诊断是（　　）

A. 风湿性关节炎　　　　　　　　B. 系统性红斑狼疮

C. 干燥综合征　　　　　　　　　D. 类风湿关节炎

E. 痛风性关节炎

7. 患者，女，45 岁。反复低热 1 年，伴双手腕关节及掌指关节肿痛，晨起关节有胶黏着样感觉，两侧腕关节周围可见对称性、大小不等、无压痛的皮下结节，查血 WBC 8.4 × 10^9/L，HGB 87g/L，血沉 88mm/h，ANA（-），RF（+），抗磷脂抗体（+），已应用布洛芬、甲氨蝶呤等药物治疗。根据目前病情还应联合使用的治疗措施是（　　）

A. 泼尼松　　　　　　　　　　　B. 环磷酰胺

C. 滑膜切除术　　　　　　　　　D. 关节置换术

E. 肠溶阿司匹林

8. 患者，女，16 岁。无明显诱因出现四肢关节痛 6 个月，近 2 个月出现对称性面颊部红斑，经日晒后加重，伴口腔溃疡反复发作。自幼易患急性化脓性扁桃体炎。辅助检查：血 WBC 2.3 × 10^9/L，血沉 76mm/h，尿液检查示尿蛋白（++）。该患者最可能的诊断是（　　）

A. 类风湿关节炎　　　　　　　　B. 系统性红斑狼疮

C. 重叠综合征　　　　　　　　　D. 急性肾小球肾炎

E. 风湿性关节炎

9. 患者，女，25 岁。近 2 周来发热伴四周关节酸痛，偶咳嗽，痰量少，无皮疹，胸部 X 线检查示两侧少量胸腔积液。查体：T 39℃，P 122 次/分，双下肺叩诊呈浊音，呼吸音降低，肝脾肋下未触及，两手掌指关节及膝关节轻度肿胀。血常规：HGB 100g/L，WBC 3.2 × 10^9/L，PLT 5.86 × 10^9/L；尿常规示尿蛋白（+++）。首先考虑的诊断是（　　）

A. 类风湿关节炎　　　　　　　　B. 系统性红斑狼疮

C. 结核性胸膜炎　　　　　　　　D. 病毒性肺炎

E. 再生障碍性贫血

10. 患者，女，19 岁。弛张热 7 天，两面颊部出现对称性、水肿性红斑，指端及甲周出现红斑 2 天，血液一般检查示 HGB 89.6g/L，WBC 3.4 × 10^9/L；尿液检查示尿蛋白（+++），管型 2 个/高倍视野；血 ANA（+）。首选的治疗是（　　）

A. 血浆置换　　　　　　　　　　B. 口服泼尼松

C. 口服羟氯喹　　　　　　　　　D. 静脉注射环磷酰胺

E. 口服阿司匹林

三、B1 型题

A. 晨僵　　　　　　　　　　　　B. 关节肿胀

C. 类风湿结节　　　　　　　　　D. 贫血

E. 心包炎

1. 提示类风湿关节炎处于活动期的表现是( )
2. 严重程度与类风湿关节炎病情活动度相关的表现是( )

    A. 非甾体类抗炎药　　　　　　　B. 抗风湿药物

    C. 植物药　　　　　　　　　　　D. 生物制剂

    E. 糖皮质激素

3. 有效缓解类风湿关节炎症状，但不能控制病情进展的药物是( )
4. 缓解类风湿关节炎的疼痛作用较差，但能阻滞关节破坏的药物是( )

    A. 抗核抗体　　　　　　　　　　B. 类风湿因子

    C. 血沉　　　　　　　　　　　　D. C 反应蛋白

    E. 抗角蛋白抗体

5. 与类风湿关节炎活动性及严重性成正比的指标是( )
6. 诊断类风湿关节炎特异性较高有助于早期诊断的指标是( )

    A. 羟氯喹　　　　　　　　　　　B. 泼尼松

    C. 霉酚酸酯　　　　　　　　　　D. 硫唑嘌呤

    E. 甲氨蝶呤

7. 治疗轻型系统性红斑狼疮，可以控制皮疹和减轻光敏感的药物是( )
8. 治疗以关节炎、肌炎、浆膜炎为主的系统性红斑狼疮患者的药物是( )

    A. 蝶形红斑　　　　　　　　　　B. 盘状红斑

    C. 持续高热　　　　　　　　　　D. 浆膜炎

    E. 狼疮性肾炎

9. 属于系统性红斑狼疮的特征性表现，并提示疾病处于活动期的表现是( )
10. 属于系统性红斑狼疮患者远期死亡的主要原因的临床表现是( )

四、X 型题

1. 下列疾病中，属于弥漫性结缔组织病的是( )
    A. 类风湿关节炎　　　　　　　　B. 干燥综合征
    C. 系统性红斑狼疮　　　　　　　D. 结节性多动脉炎
    E. 强直性脊柱炎

2. 类风湿关节炎的病因是( )
    A. 感染因素　　　　　　　　　　B. 遗传因素
    C. 内分泌因素　　　　　　　　　D. 精神因素
    E. 生活环境因素

3. 类风湿关节炎关节疼痛的特点是(　　　)

    A. 对称性　　　　　　　　　　B. 持续性

    C. 时轻时重　　　　　　　　　D. 游走性

    E. 周期性

4. 属于类风湿关节炎的关节外的临床表现是(　　　)

    A. 类风湿结节　　　　　　　　B. 肺间质病变

    C. 心包炎　　　　　　　　　　D. 正色素性贫血

    E. Felty 综合征

5. 常用于治疗类风湿关节炎的植物药是(　　　)

    A. 雷公藤多苷　　　　　　　　B. 白芍总苷

    C. 黄芪多糖　　　　　　　　　D. 青藤碱

    E. 人参皂苷

6. 纳入系统性红斑狼疮诊断标准的免疫学检测指标是(　　　)

    A. 抗 dsDNA 抗体　　　　　　B. 抗 Sm 抗体

    C. 抗核抗体　　　　　　　　　D. 补体 C_3、C_4

    E. 抗中性粒细胞胞浆抗体

7. 系统性红斑狼疮患者可安全妊娠的条件是(　　　)

    A. 无重要脏器损伤　　　　　　B. 细胞毒免疫抑制剂停用半年以上

    C. 泼尼松维持量 <10mg/d　　　D. 血白细胞计数 $>4 \times 10^9/L$

    E. 病情稳定半年以上

五、名词解释

1. Felty 综合征　　　　　　2. 狼疮脑病　　　　　　3. 狼疮危象

4. 药物性狼疮　　　　　　　5. 蝶形红斑　　　　　　6. 晨僵

7. 类风湿结节

六、论述题

1. 试述类风湿关节炎的关节表现。

2. 试述类风湿关节炎的诊断依据。

3. 如何鉴别类风湿关节炎与系统性红斑狼疮？

4. 试述系统性红斑狼疮的诊断标准。

5. 系统性红斑狼疮的一般治疗措施有哪些？

七、案例分析题

患者，女，47 岁。因发热伴关节疼痛 2 个月就诊。患者近 2 个月来反复发热，体温多在 38℃左右，伴四肢关节酸痛，症状于劳累时加重。查体：T 38.2℃，P 96 次/分，

R 18 次/分，BP 112/68mmHg，皮肤黏膜未见出血点，面颊两侧可见红斑，全身浅表淋巴结未触及肿大，甲状腺无肿大，双下肺叩诊呈浊音，触觉语颤减弱，未闻及干、湿啰音，腹软，肝脾肋下未触及，两手掌指关节及膝关节轻度肿胀、触痛。

辅助检查：①血液一般检查：HGB 84g/L，WBC 3.2×10^9/L，PLT 15.7×10^9/L。②尿液检查：尿蛋白定性（＋＋＋），尿蛋白定量 1.5g/L。③血 ANA（＋），抗 Sm 抗体（＋）。④X 线胸片：两侧胸腔积液。

根据以上病史资料，回答问题

1. 根据现有病史资料，请做出初步诊断。
2. 根据诊断标准，列出病史资料中的诊断依据。
3. 制定治疗方案前，还应进行哪些辅助检查？
4. 当前的治疗措施是什么？

参 考 答 案

一、A1 型题

1. D	2. E	3. B	4. D	5. B	6. A	7. B	8. E	9. A	10. D
11. B	12. C	13. A	14. E	15. A	16. B	17. B	18. E	19. B	20. A
21. D	22. C	23. B	24. A	25. E					

二、A2 型题

1. C	2. D	3. C	4. C	5. A	6. D	7. E	8. B	9. B	10. B

三、B1 型题

1. C	2. D	3. A	4. B	5. B	6. E	7. A	8. E	9. A	10. E

四、X 型题

1. ABCD	2. ABCDE	3. ABC	4. ABCDE	5. ABD
6. ABC	7. ABC			

五、名词解释

1. Felty 综合征：是指类风湿关节炎患者伴有脾大、中性粒细胞减少，或伴有贫血和血小板减少的临床综合征。

2. 狼疮脑病：即神经精神狼疮，轻者仅有偏头痛、性格改变、记忆力减退或轻度认知障碍；重者表现为脑血管意外、昏迷、癫痫持续状态等。

3. 狼疮危象：是指急性的危及生命的重症系统性红斑狼疮，包括严重的溶血性贫血、血小板减少性紫癜、严重狼疮性肺炎、严重狼疮性肝炎、急进性狼疮肾炎、严重的中枢神经系统损害、弥漫性肺泡出血、粒细胞缺乏症、严重心脏损害和严重的血管炎。

4. 药物性狼疮：由长期应用某些药物所致，出现类似 SLE 的表现，其特点是发病年龄较大，肺、胸膜、心包受累较多，皮肤、肾、神经系统受累少，抗 dDNA 或抗 Sm 抗体多为阴性，血清补体大多正常，相关药物停用后病情可自行缓解。

5. 蝶形红斑：是系统性红斑狼疮在皮肤与黏膜的表现，于鼻梁和双颧颊部出现蝶形分布的红斑，是 SLE 特征性的改变。

6. 晨僵：类风湿关节炎患者晨起时受累关节出现较长时间的僵硬、胶黏着样感觉，活动后感觉减轻，一般持续 1 小时以上。

7. 类风湿结节：是类风湿关节炎患者特异性皮肤表现，结节多出现在关节的隆突部位及皮肤受压部位，如上肢的鹰嘴突、腕部及下肢的踝部，皮下小结大小不一、质硬，无压痛、对称性分布，提示疾病处于活动阶段。

六、论述题

1. 试述类风湿关节炎的关节表现

（1）晨僵：患者经夜间休息后，晨起时受累关节出现较长时间的僵硬、胶黏着样感觉，活动后感觉减轻。

（2）关节疼痛：疼痛及压痛是出现最早的表现，最常出现的部位为腕、掌指关节，近端指间关节，其次是趾、膝、踝、肘、肩等关节。疼痛多呈对称性、持续性，但时轻时重，关节疼痛多伴有压痛，关节受累的皮肤可出现色素沉着。

（3）关节肿胀：呈对称性，以腕、掌指关节，近端指间关节，膝关节最常受累。受累关节均可肿胀，且多与疼痛关节部位相同。

（4）关节畸形：多见于较晚期患者，常见手指关节的尺侧偏斜、鹅颈样畸形、纽扣花畸形及腕和肘关节强直等。

（5）关节功能障碍：病情及病程不同，关节功能障碍的程度不同。

（6）特殊关节改变：颞颌关节说话或咀嚼时疼痛加重，严重者可出现张口活动受限；颈椎关节疼痛、活动受限，严重者出现 C1～C2 寰枢关节半脱位，从而导致脊髓受压；肩、髋关节局部疼痛、活动受限，髋关节多出现臀部及下腰部疼痛。

2. 试述类风湿关节炎的诊断依据

（1）晨僵：关节或周围晨僵持续至少 1 小时（≥6 周）。

（2）关节肿胀：≥3 个关节肿胀，观察到 14 个关节区域（两侧的近端指间关节，掌指关节，腕、肘、膝、踝及跖趾关节）中有 3 个以上关节处出现肿胀或积液（≥6 周）。

（3）手关节炎：腕关节或掌指关节或近端指间关节肿胀（≥6 周）。

（4）对称性关节肿：左、右两侧关节同时受累（不一定绝对对称）（≥6 周）。

（5）类风湿皮下结节：在骨突位置、伸肌表面或关节周围有皮下结节。

（6）影像学改变：手和腕关节的 X 线片有关节端骨质疏松和关节间隙狭窄。

（7）类风湿因子（RF）阳性：血清中 RF 含量升高（该滴度在正常的阳性率<5%）。

上述 7 项中，符合 4 项即可诊断为 RA。

3. 如何鉴别类风湿关节炎与系统性红斑狼疮

（1）类风湿关节炎：是一种以外周关节骨质损害为特征的全身性自身免疫性疾病，多以缓慢、隐匿方式发病，受累关节以腕关节、掌指关节和近端指间关节最常见，常伴有晨僵。除关节表现外，常伴有发热、肌肉酸痛、乏力、体重下降等全身症状，以及肺、心、神经系统和骨髓等受累表现，血清类风湿因子显著升高。

（2）系统性红斑狼疮：是一种以致病性自身抗体和免疫复合物形成并且导致器官、组织损伤的自身免疫病，女性多见，关节病变大多为非侵蚀性，常伴有面部红斑、脱发、皮疹、蛋白尿等系统性症状，X 线检查无关节骨质改变，多数有肾损害或多脏器损害，血清抗核抗体和抗双链 DNA 抗体显著增高。

4. 试述系统性红斑狼疮的诊断标准

美国风湿病学会的诊断标准如下。

（1）颊部红斑：固定红斑，扁平或高起，在两颧突出部位。

（2）盘状红斑：片状隆起于皮肤的红斑，有角质脱屑和毛囊栓；陈旧病变可见萎缩性瘢痕。

（3）光过敏：对日光有明显的反应，引起皮疹，从病史中得知或医生观察到。

（4）口腔溃疡：口腔或鼻咽部溃疡，一般为无痛性。

（5）关节炎：非侵蚀性关节炎，累及 2 个或更多的外周关节，有压痛、肿胀或积液。

（6）浆膜炎：胸膜炎或心包炎。

（7）肾脏病变：尿蛋白定量 >0.5g/24h，或（＋＋＋），或有管型。

（8）神经病变：癫痫发作或精神病，除外药物或已知的代谢紊乱。

（9）血液学疾病：溶血性贫血，或白细胞减少，或淋巴细胞减少，或血小板减少。

（10）免疫学异常：抗 dsDNA 抗体阳性，或抗 Sm 抗体阳性，或抗磷脂抗体阳性。

（11）抗核抗体：在任何时候和用药物诱发"药物性狼疮"的情况下，抗核抗体滴度异常。上述 11 项中，符合 4 项或 4 项以上者，在除外感染、肿瘤和其他结缔组织病后，即可诊断为 SLE。

5. 系统性红斑狼疮的一般治疗措施有哪些

（1）一般治疗：急性活动期卧床休息，缓解期病情稳定患者可适当工作，但要避免过劳；防疫注射只能在缓解期进行，尽可能不使用活疫苗；避免日晒或其他紫外线照射；预防感染，注意避免可能诱发狼疮的药物或食物。

（2）对症治疗：有关节痛及发热者，可辅以非甾体类抗炎药，对于有血脂异常、骨质疏松、高血压、糖尿病等患者给予相应治疗。对有神经精神症状者可给予相应的抗癫痫、抗抑郁、降颅内压等治疗。

（3）药物治疗：①轻型患者：非甾体类抗炎药用于控制关节炎；抗疟药可控制皮疹和减轻光敏感；可短期局部应用糖皮质激素治疗皮疹；必要时可用硫唑嘌呤、甲氨蝶呤等免疫抑制剂。②重型患者：糖皮质激素、环磷酰胺是治疗重症 SLE 的有效的药物；霉酚酸酯能有效控制Ⅳ型狼疮性肾炎活动；环孢素对狼疮性肾炎有效；硫唑嘌呤对浆膜炎、血液系统、皮疹等效果较好；甲氨蝶呤主要用于以关节炎、肌炎、浆膜炎和皮肤损害为主的患者。

（4）其他治疗：①血浆置换对于危重患者或经多种治疗无效的患者，有迅速缓解病情的功效。②造血干细胞移植可以使传统免疫抑制剂治疗无效的患者病情得以缓解。③应用生物制剂。

第八篇 神经系统疾病 ▷▷▷▷

一、A1 型题

1. TIA 发病后，作为脑卒中高风险期的时间窗是（　　）
   A. 24 小时内
   B. 48 小时内
   C. 72 小时内
   D. 7 天内
   E. 14 天内

2. TIA 的常见病因是（　　）
   A. 颈动脉粥样硬化
   B. 脑血管畸形
   C. 脑动脉粥样硬化
   D. 血液高凝状态
   E. 心房颤动

3. 多数 TIA 患者发作后症状完全缓解的时间是（　　）
   A. ≤5 分钟
   B. ≤15 分钟
   C. ≤1 小时
   D. ≤12 小时
   E. ≤24 小时

4. TIA 患者发病后 7 天内应住院治疗指征是（　　）
   A. 合并高血压
   B. 合并血脂异常
   C. 症状持续超过 1 小时
   D. $ABCD^2$ 评分超过 2 分
   E. 有局限性瘫痪表现

5. 急性非心源性 TIA 患者的首选治疗措施是（　　）
   A. 应用抗血小板聚集药
   B. 应用抗凝药
   C. 血管内溶栓治疗
   D. 扩容治疗
   E. 应用降纤药

6. 下列各项，**不属于**脑梗死病因学分型的是（　　）
   A. 大动脉粥样硬化型
   B. 心源性脑栓塞型
   C. 腔隙性脑梗死型
   D. 小动脉闭塞型
   E. 不明原因型

7. 发病早期头部 CT 不易显示病理改变（病灶）的急性脑血管病是（　　）
   A. 基底节区脑出血
   B. 脑叶出血
   C. 内囊区脑梗死
   D. 脑干区脑梗死
   E. 蛛网膜下腔出血

8. 脑梗死急性期降压治疗，应使血压下降的幅度是（　　）

A. <原有血压的 15%　　　　　B. <原有血压的 20%

C. <原有血压的 30%　　　　　D. >原有血压的 5%

E. >原有血压的 15%

9. 脑梗死急性期应使用胰岛素治疗的血糖水平是(　　)

A. >7.8mmol/L　　　　　　　B. >10.0mmol/L

C. >11.1mmol/L　　　　　　　D. >13.9mmol/L

E. >15.7mmol/L

10. 脑梗死急性期准备溶栓治疗的患者血压的控制水平是(　　)

A. <120/80mmHg　　　　　　B. <140/90mmHg

C. <150/90mmHg　　　　　　D. <160/100mmHg

E. <180/100mmHg

11. 下列各项，**不作为**脑梗死急性期常规使用的治疗措施是(　　)

A. 调整血压　　　　　　　　　B. 控制血糖

C. 防治感染　　　　　　　　　D. 抗凝治疗

E. 抗血小板聚集

12. 脑栓塞最常见病因是(　　)

A. 高血压　　　　　　　　　　B. 脑动脉硬化

C. 脑动脉炎　　　　　　　　　D. 非瓣膜性房颤

E. 长骨骨折

13. 发病最急骤的急性脑血管病是(　　)

A. 腔隙性脑梗死　　　　　　　B. 心源性脑栓塞

C. 动脉硬化性脑梗死　　　　　D. 脑出血

E. 蛛网膜下腔出血

14. 腔隙性脑梗死最常见的病因是(　　)

A. 脑动脉硬化　　　　　　　　B. 高血压性小动脉硬化

C. 非瓣膜性房颤　　　　　　　D. 颈动脉粥样硬化

E. 脑血管瘤

15. 大脑中动脉区脑梗死的主要临床表现是(　　)

A. 三偏征　　　　　　　　　　B. 共济失调

C. 吞咽困难　　　　　　　　　D. 球麻痹

E. 眩晕

16. 大脑前动脉闭塞时出现尿失禁，提示损伤的部位是(　　)

A. 额极　　　　　　　　　　　B. 旁中央小叶

C. 胼胝体前 4/5　　　　　　　D. 扣带回

E. 额叶内侧面

17. 脑出血急性期颅脑 CT 的主要表现是(　　)

A. 起病后即可见低密度影　　　　B. 起病后即可见高密度影

C. 起病后 24 小时内无变化　　　　D. 脑室内高密度影

E. 脑池内高密度影

18. 被称为"出血动脉"的脑血管是(　　　)

　　A. 大脑前动脉　　　　　　　　B. 小脑后下动脉

　　C. 豆纹动脉外侧支　　　　　　D. 丘脑穿通动脉

　　E. 基底动脉脑桥支

19. 发病后不出现瘫痪表现的脑出血类型是(　　　)

　　A. 壳核出血　　　　　　　　　B. 小脑出血

　　C. 丘脑出血　　　　　　　　　D. 脑叶出血

　　E. 脑桥出血

20. 下列各项，对评估脑出血血肿扩大有重要意义的是(　　　)

　　A. 血糖显著升高　　　　　　　B. CT 显示"点样征"

　　C. Glasgow 评分 7 分　　　　　D. 体温升高

　　E. 昏迷

21. 脑出血患者应给予降压治疗的血压值是(　　　)

　　A. MAP > 110mmHg 或 SBP > 140mmHg

　　B. MAP > 120mmHg 或 SBP > 160mmHg

　　C. MAP > 130mmHg 或 SBP > 160mmHg

　　D. MAP > 130mmHg 或 SBP > 180mmHg

　　E. MAP > 130mmHg 或 SBP > 200mmHg

22. 自发性蛛网膜下腔出血最常见的病因是(　　　)

　　A. 颅内动脉瘤　　　　　　　　B. 脑血管畸形

　　C. 高血压　　　　　　　　　　D. 脑动脉硬化

　　E. 溶栓抗凝治疗不当

23. 蛛网膜下腔出血主要的急性并发症是(　　　)

　　A. 癫痫发作　　　　　　　　　B. 再出血

　　C. 低钠血症　　　　　　　　　D. 脑血管痉挛

　　E. 急性脑积水

24. 诊断蛛网膜下腔出血的首选方法是(　　　)

　　A. 脑血管造影　　　　　　　　B. 颅脑 CT

　　C. 头颅 MRI　　　　　　　　　D. 脑脊液检查

　　E. 脑血流图检查

25. 作为蛛网膜下腔出血诊断依据的眼部体征是(　　　)

　　A. 眼压升高　　　　　　　　　B. 玻璃体下出血

　　C. 视乳头水肿　　　　　　　　D. 视网膜出血

  E. 瞳孔扩大

26. 明确蛛网膜下腔出血患者是否存在动脉瘤的最有意义的辅助检查是( )

  A. 脑血管造影   B. 颅脑 CT

  C. 头颅 MRI   D. 脑脊液检查

  E. 脑血流图检查

27. 蛛网膜下腔出血患者进行脑血管造影检查选在出血后 3 天内的主要原因是( )

  A. 诊断准确率高   B. 对病灶判断准确

  C. 防止诱发急性脑积水   D. 防止诱发癫痫发作

  E. 避开脑血管痉挛及再出血高峰期

28. 对于合并高血压的蛛网膜下腔出血患者急性期控制血压的目标值是( )

  A. SBP < 180mmHg   B. SBP < 160mmHg

  C. SBP < 140mmHg   D. SBP < 130mmHg

  E. SBP < 120mmHg

29. 治疗蛛网膜下腔出血具有降低再出血发生率的药物是( )

  A. 依那普利   B. 尼莫地平

  C. 20% 甘露醇   D. 6 – 氨基己酸

  E. 苯巴比妥

30. 诊断癫痫的主要依据是( )

  A. 痫性发作的临床表现   B. 脑电图改变

  C. 颅脑 CT 异常发现   D. 家族史

  E. 诊断性治疗

31. 诊断癫痫最重要的辅助诊断依据是( )

  A. 脑血管造影   B. 颅脑 CT

  C. 头颅 MRI   D. 脑脊液检查

  E. 脑电图

32. 失神发作的好发年龄多是( )

  A. 3 ~ 6 个月婴幼儿   B. 儿童或少年

  C. 20 岁以上青壮年   D. 60 岁以下中年

  E. 超过 80 岁老年人

33. 下列关于全面强直 – 阵挛发作的临床表现，**错误**的是( )

  A. 意识丧失   B. 大小便失禁

  C. 巴宾斯基征 （ + ）   D. 瞳孔散大，对光反射消失

  E. 面色苍白

34. 排除继发性癫痫应首选的检查是( )

  A. 脑脊液检查   B. 经颅多普勒

  C. 颅脑 CT 或 MRI   D. 脑血管造影

E. 脑电图

35. 癫痫的药物治疗原则，**错误**的是（ ）

    A. 首次发作即应开始药物治疗   B. 根据发作类型选择药物

    C. 减药量应缓慢   D. 增加药量可适当快

    E. 严密观察药物不良反应

36. 选择抗癫痫药的主要依据是（ ）

    A. 诱发因素   B. 原发病性质

    C. 发作类型   D. 发作频度

    E. 脑电图改变

37. 癫痫患者服用抗癫痫药治疗期间最禁忌的治疗行为是（ ）

    A. 选择最小剂量   B. 联合用药

    C. 服药时间不规律   D. 更换药物批号

    E. 突然停药

38. 可能加重肌阵挛发作的药物是（ ）

    A. 丙戊酸钠   B. 卡马西平

    C. 拉莫三嗪   D. 左乙拉西坦

    E. 氯硝西泮

39. 癫痫全面强直－阵挛发作治疗期间突然停药，常引起的病情变化是（ ）

    A. 失眠   B. 精神萎靡

    C. 失神发作   D. 抗癫痫用药量增加

    E. 癫痫持续状态

40. 治疗癫痫强直－阵挛发作及强直发作的一线药物是（ ）

    A. 丙戊酸钠   B. 卡马西平

    C. 拉莫三嗪   D. 左乙拉西坦

    E. 苯妥英钠

41. 治疗成年癫痫持续状态患者的首选药物是（ ）

    A. 地西泮   B. 苯妥英钠

    C. 丙戊酸钠   D. 苯巴比妥

    E. 左乙拉西坦

42. 帕金森病患者的运动症状，**不包括**（ ）

    A. 醉酒步态   B. 搓丸样动作

    C. 铅管样强直   D. 面具脸

    E. 写字过小征

43. 治疗帕金森病最基本最有效的药物是（ ）

    A. 复方左旋多巴   B. 普拉克索

    C. 恩他卡朋   D. 雷沙吉兰

E. 苯海索

44. 阿尔茨海默病痴呆阶段早期的主要表现是(　　)

A. 记忆力轻度受损　　　　　　B. 近事记忆力下降

C. 远事记忆力下降　　　　　　D. 原有的技能衰退

E. 精神异常

45. 阿尔茨海默病诊断和鉴别诊断的首选方法是(　　)

A. 脑脊液检测　　　　　　　　B. 颅脑 MRI

C. 脑电图　　　　　　　　　　D. 神经心理学评估

E. 基因检测

46. 阿尔茨海默病患者出现妄想、激越等精神症状应选用的药物是(　　)

A. 帕罗西汀　　　　　　　　　B. 奥氮平

C. 多奈哌齐　　　　　　　　　D. 美金刚

E. 吡拉西坦

二、A2 型题

1. 患者，男，59 岁。体位变化时突然出现偏盲、右上肢瘫痪、感觉障碍，伴有失语，症状持续约 2 分钟，1 小时后基本恢复到发作前状态，感乏力不适。首先考虑的诊断是(　　)

A. TIA　　　　　　　　　　　B. 癫痫小发作

C. 动脉血栓性脑梗死　　　　　D. 脑栓塞

E. 腔隙性脑梗死

2. 患者，男，65 岁。高血压病史 10 余年，今晨起床时发现右侧肢体瘫痪，不能自理，遂急诊。颅脑 CT 示左侧基底节区可见不规则的片状低密度影。查体可发现的体征是(　　)

A. 颈强直　　　　　　　　　　B. 布鲁津斯基征阳性

C. 凯尔尼格征阳性　　　　　　D. 巴宾斯基征阳性

E. 拉塞格征阳性

3. 患者，男，62 岁。高血压病史 20 余年，情绪激动后突然出现剧烈头痛，伴头晕、呕吐，随后出现右侧面部与肢体感觉障碍，右侧上肢及下肢肌力 0 ~ 1 级，肌张力升高。确诊应首先排除的疾病是(　　)

A. TIA　　　　　　　　　　　B. 动脉硬化性脑梗死

C. 蛛网膜下腔出血　　　　　　D. 颅内肿瘤

E. 结核性脑膜炎

4. 患者，男，67 岁。高血压病史 20 余年，情绪激动后突然出现剧烈头痛，伴头晕、呕吐，随后出现右侧面部与肢体感觉障碍，右侧上肢及下肢肌力 0 ~ 1 级，肌张力升高，颅脑 CT 于基底节区见高密度影。该患者当前治疗的重要措施是(　　)

A. 有效控制血压   B. 减轻脑水肿、降低颅内压

C. 高流量吸氧   D. 控制抽搐

E. 止血治疗

5. 患者，女，68 岁。晨练时突然出现剧烈头痛，呈炸裂样，随后出现喷射样呕吐，颅脑 CT 于大脑外侧裂池见高密度影。查体发现的体征中，有助于确诊的是(   )

A. 左半身完全性瘫痪   B. 血压明显升高

C. 玻璃体下见片状出血   D. 巴宾斯基征阳性

E. 双侧踝阵挛阳性

6. 患者，女，43 岁。做家务时突发右侧肢体活动不灵。查体：神志清，失语，心音强弱不等，心律绝对不规则，二尖瓣区可闻及双期心脏杂音，右侧偏瘫，上肢重于下肢，右偏身痛觉减退。最可能的诊断是(   )

A. 脑血栓形成   B. 脑栓塞

C. 脑出血   D. 蛛网膜下腔出血

E. TIA

7. 患者，男，39 岁。发作时先觉胃部一股气体上升，并有咀嚼、吞咽动作，喃喃自语，不定向走动似在找东西，呼唤无反应，症状持续约 4 分钟自行缓解。判断其发作类型是(   )

A. 强直 - 阵挛发作   B. 失神发作

C. 复杂部分性发作   D. TIA

E. 癔症性发作

8. 患儿突然意识丧失，对称性、节律性四肢抽动，伴有瞳孔扩大，数分钟后逐渐恢复。应考虑的诊断是(   )

A. 部分运动性发作   B. 复杂部分性发作

C. 失神发作   D. 强直 - 阵挛发作

E. 阵挛性发作

9. 患者，男，21 岁。癫痫病史 3 年，近 2 日自行中断治疗，数分钟前与他人争吵后突发意识丧失，全身对称性先强直而后出现对称性、节律性四肢抽动，伴有出汗、心率增快，发作持续 30 分钟未能恢复。应首选的治疗药物是(   )

A. 卡马西平   B. 地西泮

C. 丙戊酸钠   D. 苯巴比妥

E. 左乙拉西坦

10. 患者，男，17 岁。癫痫病史 2 年，确诊后口服卡马西平维持治疗，近 2 日因学习紧张发作较前频繁，数分钟前与他人争吵后突发意识丧失，全身对称性先强直而后出现对称性、节律性四肢抽动，伴有出汗、心率增快，发作持续约 15 分钟可自行缓解，症状缓解后恶心，周身疲乏无力。应考虑的治疗措施是(   )

A. 尽快增加卡马西平用量   B. 静脉注射地西泮

C. 联合应用丙戊酸钠　　　　　　D. 肌内注射苯巴比妥

E. 联合使用左乙拉西坦

三、A3 型题

(1~3 题共用病案)

患者，女，59 岁。患者既往有反复头痛病史，多数经休息可缓解，今日晨练时突然出现剧烈头痛，呈炸裂样，随后出现喷射样呕吐，未出现神志不清及肢体瘫软等，眼底检查见玻璃体下有片状出血。既往无类似发作。

1. 确诊应首先进行的辅助检查是(　　)

    A. 脑脊液检查　　　　　　　　　B. 经颅多普勒

    C. 颅脑 CT　　　　　　　　　　D. 脑血管造影

    E. 脑电图

2. 查体发现的体征中，有助于确诊的是(　　)

    A. 布鲁津斯基征阳性　　　　　　B. 血压明显升高

    C. 跟膝胫试验阳性　　　　　　　D. 巴宾斯基征阳性

    E. 双侧踝阵挛阳性

3. 患者发病后出现严重急性并发症的高峰时间是(　　)

    A. 1~3 天　　　　　　　　　　　B. 3~5 天

    C. 5~11 天　　　　　　　　　　D. 11~18 天

    E. 18~30 天

(4~6 题共用病案)

患者，男，15 岁。幼年有颅脑外伤史，近来因学习紧张时常出现短暂的意识丧失伴有全身抽搐，未予就诊，数分钟前与他人争吵后突发意识丧失，出现全身对称性强直，约 2 分钟后出现对称性、节律性四肢抽动，伴有出汗、心率增快，发作持续约 12 分钟可自行缓解，症状缓解后出现恶心、呕吐，感周身软弱无力。

4. 首先考虑的诊断是(　　)

    A. 癫痫强直-阵挛发作　　　　　B. 癫痫肌阵挛发作

    C. 急性中毒　　　　　　　　　　D. TIA

    E. 癔症性发作

5. 确诊最有意义的辅助检查是(　　)

    A. 脑脊液检查　　　　　　　　　B. 经颅多普勒

    C. 颅脑 CT　　　　　　　　　　D. 脑血管造影

    E. 脑电图

6. 针对该患者的治疗措施是(　　)

    A. 单药口服治疗　　　　　　　　B. 联合用药治疗

C. 再次发作后开始药物治疗　　　　D. 随访观察，不需进行药物治疗

E. 外科手术治疗

四、B1 型题

A. 丙戊酸钠　　　　　　　　　B. 苯巴比妥

C. 托吡酯　　　　　　　　　　D. 左乙拉西坦

E. 促肾上腺皮质激素或泼尼松

1. 治疗全身强直 – 阵挛发作的一线药物是(　　　)
2. 治疗失神发作的一线药物是(　　　)

A. 巴宾斯基征阳性　　　　　　B. 拉塞格征阳性

C. 布鲁津斯基征阳性　　　　　D. 跟膝胫试验阳性

E. 踝阵挛阳性

3. 有助于基底节区脑梗死诊断的体征是(　　　)
4. 有助于蛛网膜下腔出血诊断的体征是(　　　)

A. 颅脑 CT　　　　　　　　　B. 脑血管造影

C. 脑电图　　　　　　　　　　D. 脑血流图

E. 脑脊液检查

5. 诊断癫痫最有意义的辅助检查是(　　　)
6. 诊断脑出血最有意义的辅助检查是(　　　)

A. 壳核 – 外囊出血　　　　　　B. 丘脑 – 内囊出血

C. 脑桥出血　　　　　　　　　D. 小脑出血

E. 脑叶出血

7. 患者发病后出现交叉性瘫痪、针尖样瞳孔和昏迷，首先考虑的诊断是(　　　)
8. 患者发病后出现眩晕、共济失调而无瘫痪，首先考虑的诊断是(　　　)

A. 静止性震颤　　　　　　　　B. 自主神经功能障碍

C. 认知功能障碍　　　　　　　D. 行为和精神异常

E. 睡眠障碍

9. 帕金森病的主要临床表现是(　　　)
10. 阿尔茨海默病的主要临床表现是(　　　)

五、X 型题

1. TIA 发病 1 周内应住院治疗的指征是(　　　)

    A. 进行性 TIA   B. 症状持续超过 1 小时

    C. 栓子来源于心脏   D. 存在高凝状态

    E. $ABCD^2$ 评分 1 分

2. 主侧大脑中动脉闭塞导致的脑梗死，可出现的临床表现是(　　　)

    A. 偏瘫   B. 偏身感觉障碍

    C. 偏盲   D. 失语

    E. 失认

3. 动脉硬化性脑梗死急性期的治疗措施包括(　　　)

    A. 调整血压 <180/100mmHg   B. 控制血糖在 7.8 ~ 10mmol/L

    C. PPI 防治消化道出血   D. 低分子肝素抗凝治疗

    E. 巴曲酶降纤治疗

4. 脑出血的病因包括(　　　)

    A. 高血压   B. 小动脉硬化

    C. 再生障碍性贫血   D. 先天性脑动脉瘤

    E. 白血病

5. 蛛网膜下腔出血的并发症是(　　　)

    A. 再出血   B. 脑血管痉挛

    C. 低钠血症   D. 脑积水

    E. 癫痫发作

6. 全身性或系统性疾病中属于症状性癫痫病因的是(　　　)

    A. 机体严重缺氧   B. 急性中毒

    C. 妊娠高血压综合征   D. 严重代谢紊乱

    E. 中枢神经系统感染

7. 癫痫发作的共性特点是(　　　)

    A. 发作性   B. 短暂性

    C. 重复性   D. 周期性

    E. 刻板性

8. 癫痫强直－阵挛发作的阵挛期查体可见的体征是(　　　)

    A. 皮肤发绀   B. 汗液及唾液分泌增加

    C. 瞳孔扩大、对光反射消失   D. 呼吸暂时中断

    E. 病理反射阳性

9. 超过 65 岁的癫痫患者常见的病因是(　　　)

    A. 急性脑血管病   B. 先天性代谢障碍

    C. 颅内肿瘤   D. 脑血管畸形

    E. 阿尔茨海默病

10. 诊断帕金森综合征必备的核心运动症状是(　　　)

A. 姿势平衡障碍   B. 异动症

C. 运动迟缓   D. 静止性震颤

E. 肌强直

六、名词解释

1. 短暂性脑缺血发作   2. 三偏征   3. 分水岭脑梗死

4. 出血性脑梗死   5. 心源性脑栓塞   6. 腔隙状态

7. 腔隙性脑梗死   8. 症状性癫痫   9. 癫痫持续状态

10. 难治性癫痫

七、简答题

1. 简述神经系统疾病以病理学为基础的临床表现。

2. 神经系统疾病的诊断原则有哪些？

3. 简述短暂性脑缺血发作的诊断要点。

4. 简述脑梗死的临床分型及各型的主要临床表现。

5. 动脉粥样硬化性脑梗死的诊断要点是什么？

6. 简述动脉粥样硬化性脑梗死急性期调整血压治疗的原则及措施。

7. 动脉粥样硬化性脑梗死应用 rt－PA 静脉溶栓的适应证有哪些？

8. 简述心源性脑栓塞的病因及发病机制。

9. 腔隙性脑梗死有哪些临床类型？

10. 简述蛛网膜下腔出血的诊断依据。

11. 如何识别癫痫持续状态？

12. 简述癫痫持续状态的救治措施。

八、论述题

1. 列表鉴别常见急性脑血管病。

2. 试述脑出血急性期的一般治疗。

3. 试述癫痫的药物治疗原则。

4. 如何评估帕金森病的病情轻重？

5. 试述阿尔茨海默病痴呆阶段的病情分级及其临床表现。

九、案例分析题

案例一

张某，女，30 岁。发作性意识丧失伴肢体抽搐 2 年，再发 1 小时。患者近 2 年多次出现突然意识丧失伴全身抽搐，表现为上肢屈曲，下肢伸直，眼球上翻凝视，瞳孔散大，口唇青紫，有时伴尿失禁，每次发作持续约 3 分钟，发作后很快入睡，醒后对发作过程无记忆，曾就诊按医嘱口服丙戊酸钠治疗，服药后发作次数明显减少，患者自认为病情已好转，自行停药。1 小时前患者无明显诱因再次出现发作，发作表现基本同前，发作时间长达 30 分钟神志未恢复，遂急诊。

查体：T 36.6℃，P 102 次/分，R 20 次/分，BP 120/75mmHg。浅昏迷状态，双瞳孔等大等圆，对光反射迟钝，口唇发绀，心肺未见明显异常，腹软，肝脾肋下未触及。生理反射对称性存在，双侧巴宾斯基征阳性。

辅助检查：①颅脑 CT：未见明显异常。②血常规：WBC 8.4×10^9/L，N 72%，L 14%，PLT 139×10^9/L。③血液生化：ALT 34U/L，AST 20U/L，BUN 5.8mmol/L，Cr 95μmol/L，血糖 5.9mmol/L。

根据病史资料，回答问题

1. 应考虑的初步诊断是什么？

2. 病历资料中具有诊断价值的信息有哪些？

3. 确诊还应进行哪些辅助检查？

4. 主要救治措施有哪些？

案例二

赵某，男，54 岁。既往有高血压、冠心病及糖尿病病史，近 5 天来反复出现右侧上肢无力，每次持续 6～7 分钟后即恢复正常，今晨起床如厕后又继续睡眠 20 分钟，醒来后出现说话困难，右侧上、下肢无力，不能穿衣及行走，上午来院就诊时症状已明显加重，完全不能说话及活动。发病后无头痛及呕吐。

查体：T 36.9℃，P 84 次/分，R 18 次/分，BP 160/100mmHg。神志清，完全性混合性失语，右侧鼻唇沟变浅，口角低垂。右上肢肌力 1 级，右下肢肌力 2 级，右侧偏身痛、温觉迟钝，右侧巴宾斯基征阳性。

辅助检查：颅脑 CT 未见明显异常；血糖及电解质水平均在正常范围。

根据病史资料，回答问题

1. 应考虑的初步诊断是什么？

2. 病历资料中具有诊断价值的信息有哪些？

3. 如何借助于辅助检查进一步确诊？

4. 当前的主要治疗措施有哪些？

案例三

王某，女，32 岁。自幼有反复患急性化脓性扁桃体炎的病史，12 岁开始反复出现双侧膝关节红肿、疼痛，经治疗后可好转，约 10 年后出现发作性胸闷、心悸，活动后气喘，近 2 年症状明显加重，不能胜任正常工作，但能基本自理。半小时前晚餐时患者突然不能说话，全身抽搐，伴左侧上、下肢麻木无力。

查体：T 36.3℃，P 112 次/分，R 20 次/分，BP 110/70mmHg。神志不清，呈浅昏迷，双眼向右侧偏视。心率 102 次/分，心律绝对不齐，第一心音强弱不等，二尖瓣区可闻及舒张期隆隆样杂音。左侧上、下肢肌力 1～2 级，左侧巴宾斯基征阳性。

辅助检查：①颅脑 CT：未见异常。②心电图：心房颤动。

根据病史资料，回答问题

1. 应考虑的初步诊断是什么？

2. 病历资料中具有诊断价值的信息有哪些？

3. 确诊还应进行哪些辅助检查？

4. 经治疗病情平稳后，为预防再次出现类似发作，应如何治疗？

案例四

李某，男，55 岁。既往有高血压及糖尿病病史，按医嘱服用降压药及降糖药，但未检测随访血压及血糖。患者于今晨跑步锻炼时，突然出现右侧头部剧痛，伴呕吐，左侧上、下肢无力，不能行走，随后出现神志不清，跌倒在地。

查体：T 37.1℃，P 92 次/分，R 18 次分，BP 200/120mmHg。神志不清，双眼向右侧同向偏视，左侧鼻唇沟浅，口角低垂。左上肢肌力 0 级，下肢肌力 1 级，左侧偏身痛、温觉迟钝，左侧巴宾斯基征阳性。

辅助检查：颅脑 CT 示右侧壳核区见高密度大片状影。

根据病史资料，回答问题

1. 应考虑的初步诊断是什么？

2. 病历资料中具有诊断价值的信息有哪些？

3. 当前的主要救治措施有哪些？

参 考 答 案

一、A1 型题

1. D	2. C	3. C	4. C	5. A	6. C	7. D	8. A	9. B	10. E
11. D	12. D	13. B	14. B	15. A	16. E	17. B	18. C	19. B	20. B
21. D	22. A	23. B	24. B	25. B	26. A	27. E	28. B	29. D	30. A
31. E	32. B	33. E	34. C	35. A	36. C	37. E	38. B	39. E	40. A
41. A	42. A	43. A	44. B	45. B	46. D				

二、A2 型题

1. A	2. D	3. B	4. B	5. C	6. B	7. C	8. E	9. B	10. A

三、A3 型题

1. C	2. A	3. C	4. A	5. E	6. C			

四、B1 型题

1. A	2. A	3. A	4. C	5. C	6. A	7. C	8. D	9. A	10. C

五、X 型题

1. ABCD	2. ABCDE	3. ABCDE	4. ABCDE	5. ABCDE
6. ABCD	7. ABCE	8. ABCDE	9. ACE	10. CDE

六、名词解释

1. 短暂性脑缺血发作：是指脑或视网膜局灶性缺血所致的不伴急性脑梗死证据的短暂性神经功能障碍。临床特征为突发短暂性、局灶性神经功能缺损的症状和体征，症状一般持续 10～15 分钟，通常在 1 小时内完全缓解，不遗留神经功能缺损的症状和体征，多有反复发作史。

2. 三偏征：急性脑血管病患者颈内动脉闭塞时，出现病变对侧偏瘫、偏身感觉障碍、偏盲，称三偏征。

3. 分水岭脑梗死：指相邻血管末端供血区的交界处脑组织发生缺血所致的脑梗死，多由于血液动力学改变导致脑组织低灌注而发生。

4. 出血性脑梗死：多见于大面积脑梗死后，在梗死的基础上出现出血。其原因为脑梗死发生后，其梗死灶内的动脉自身滋养血管同时缺血，导致动脉管壁损伤、破裂、出血而致出血性脑梗死。

5. 心源性脑栓塞：是指由于心源性栓子通过血循环进入脑动脉系统，引起动脉管腔栓塞，导致该动脉供血区局部脑组织的坏死。

6. 腔隙状态：腔隙性脑梗死反复发作，引起多发性腔隙性脑梗死，称腔隙状态，常累及双侧皮质脊髓束和皮质脑干束，出现认知功能下降、假性球麻痹、类帕金森综合征和尿、便失禁等。

7. 腔隙性脑梗死：是指大脑半球深部或脑干小穿通动脉闭塞形成的缺血性微梗死灶，梗死灶直径 1.5～2.0cm，经吞噬细胞清除后，在脑实质中遗留不规则的腔隙。

8. 症状性癫痫：指由多种明确的脑部疾病或导致脑组织代谢障碍的全身性疾病引

发的癫痫症状或癫痫综合征，抗癫痫药物疗效较差。

9. 癫痫持续状态：一次癫痫发作持续时间明显超过该型癫痫发作大多数患者的发作时间，或反复发作，在发作间期患者的意识状态不能恢复到基线状态，致残率和死亡率均高。

10. 难治性癫痫：是指频繁的癫痫发作至少每月 4 次以上，适当的抗癫痫药正规治疗且达到药物治疗浓度，观察至少 2 年，仍不能控制且明显影响日常生活，除外进行性中枢神经系统疾病及颅内占位性病变。

七、简答题

1. 简述神经系统疾病以病理学为基础的临床表现

神经系统疾病按照其病理学基础不同，临床表现有 4 组。

（1）缺损症状：神经系统遭受损伤时正常功能的减弱或丧失为缺损症状，如内囊出血时运动及感觉传导束损伤，对侧肢体出现瘫痪、感觉缺失。

（2）释放症状：高级中枢损伤后，对低级中枢的抑制解除，使其功能活动增加，此即释放症状。例如，上运动神经元损伤可出现锥体束征，表现为瘫痪肢体肌张力增高、腱反射亢进、病理反射阳性。

（3）刺激症状：指神经组织受激惹后产生的过度兴奋表现，如癫痫、三叉神经痛、坐骨神经痛等。

（4）休克症状：指中枢神经系统发生急性严重病变时，引起在功能上与受损部位有密切联系的远端部位的神经功能暂时性缺失，如急性脊髓横贯性损伤时，病变水平以下出现弛缓性瘫痪，随后逐渐出现缺损症状或释放症状。

2. 神经系统疾病的诊断原则有哪些

神经系统疾病的诊断包括定向诊断、定位诊断和定性诊断。

（1）定向诊断：首先判断患者是否为神经科疾病。

（2）定位诊断：根据疾病所表现的神经系统症状和体征，应用神经解剖、生理知识来分析判断有关临床资料，初步确定病变的部位。定位诊断分三步走：①判断病变是否是神经系统或骨骼肌病变。②判断病变分布是多灶性、弥漫性、局灶性还是系统性。③确定具体病变部位。通过以上三步，不依赖辅助检查可以推断出临床定位诊断，再整合电生理或影像学等辅助检查，得出综合定位诊断。

（3）定性诊断：根据病史、体格检查结果，结合起病方式、疾病过程、伴随症状及各种辅助检查，分析判断疾病的性质及病因。常见的神经系统疾病性质概况为"MIDNIGHTS"，即 M – 代谢性；I – 炎症；D – 变性、退变；N – 肿瘤；I – 感染；G – 腺体、内分泌；H – 遗传；T – 中毒或外伤；S – 卒中。

3. 简述短暂性脑缺血发作的诊断要点

短暂性脑缺血发作（TIA）患者就诊时临床症状大多已经消失，故诊断主要依靠详细的病史采集。

（1）中老年人突然出现局限性神经功能缺失症状，如偏盲、局限性瘫痪、局限性感觉障碍、失语、共济失调、构音困难等，且符合颈内动脉系统与椎-基底动脉系统及其分支缺血的表现，并在短时间内症状完全缓解，多数不超过 1 小时，应高度怀疑为 TIA。

（2）头颅 CT 和 MRI 正常或未显示责任病灶，在排除其他疾病后，可诊断为 TIA。

4. 简述脑梗死的临床分型及各型的主要临床表现

（1）完全性前循环梗死：大脑高级神经活动障碍，同向偏盲，对侧较严重的三个部位面部、上肢、下肢出现运动和感觉障碍。

（2）部分前循环梗死：偏瘫、偏盲、偏身感觉障碍及高级神经活动障碍，较完全性前循环梗死局限。

（3）后循环梗死：表现为椎-基底动脉综合征，同侧脑神经麻痹及对侧感觉运动障碍及小脑功能障碍。

（4）腔隙性脑梗死：表现为各种腔隙综合征，如纯运动性轻瘫、纯感觉性卒中、共济失调性轻偏瘫等。梗死灶直径 $1.5 \sim 2.0 \mathrm{cm}$。

5. 动脉粥样硬化性脑梗死的诊断要点是什么

（1）中老年人既往有高血压、糖尿病、心脏病等病史。

（2）急性起病，突然出现局灶神经功能缺损，表现为一侧面部或肢体无力或麻木、语言障碍等，少数为全面神经功能缺损。

（3）症状或体征持续时间不限（当影像学显示有责任缺血性病灶时），或持续 24 小时以上（当缺乏影像学责任病灶时）。

（4）脑 CT 或 MRI 检查有助于确诊。

6. 简述动脉粥样硬化性脑梗死急性期调整血压治疗的原则及措施

（1）先缓解患者的紧张焦虑情绪，有效缓解疼痛、恶心呕吐及颅内压增高等。

（2）血压持续升高者，如果收缩压 $\geqslant 200 \mathrm{mmHg}$ 或舒张压 $\geqslant 110 \mathrm{mmHg}$，或伴有严重心功能不全、主动脉夹层、高血压脑病的患者，应谨慎降压治疗。

（3）一般在发病 24 小时内血压降低幅度不宜超过原有血压水平的 15%，可选用拉贝洛尔、尼卡地平等静脉用药，并严密观察血压变化。

（4）避免使用引起血压急剧下降的药物，如舌下含化硝苯地平。

（5）血压控制目标：①准备溶栓者及桥接血管内取栓者，血压应控制在收缩压 $<180 \mathrm{mmHg}$、舒张压 $<100 \mathrm{mmHg}$。②卒中后若病情稳定，血压持续 $\geqslant 140/90 \mathrm{mmHg}$，无禁忌证，可于起病数天后恢复使用发病前服用的降压药物或开始启动降压治疗。

7. 动脉粥样硬化性脑梗死应用 rt-PA 静脉溶栓的适应证有哪些

（1）发病 3 小时内者 rt-PA 静脉溶栓的适应证：缺血性卒中导致的神经功能缺损；症状持续 <3 小时；年龄 $\geqslant 18$ 岁；患者或家属签署知情同意书。

（2）发病 3~4.5 小时者 rt-PA 静脉溶栓的适应证：缺血性卒中导致的神经功能缺损；症状持续时间 3~4.5 小时；年龄 $\geqslant 18$ 岁；患者或家属签署知情同意书。

8. 简述心源性脑栓塞的病因及发病机制

（1）病因：基本病因是来自于心脏的脱落的栓子，其来源的基础原发病包括心房颤动、慢性心脏瓣膜病、心肌梗死、心内膜炎、心脏手术等，其中半数来源于非瓣膜性房颤，其次是心肌梗死、慢性心脏瓣膜病、扩张性心肌病、人工心脏瓣膜、先天性心脏病等。

（2）发病机制：心房与心室内附壁血栓、赘生物脱落，或静脉系统栓子从右心分流到左心，随动脉血流进入颅内，导致脑动脉栓塞而发病。大多数心源性脑栓塞发生于颈内动脉系统的大脑中动脉，也可见于椎－基底动脉系统，或同时见于不同动脉，形成多发性梗死灶。

9. 腔隙性脑梗死有哪些临床类型

（1）纯运动性卒中：表现为面、舌、肢体不同程度瘫痪，无感觉障碍、视野缺失、失语等。

（2）纯感觉性卒中：出现半身麻木、发冷发热、针刺感、疼痛、肿胀变大或变小感、沉重感等，检查可见一侧肢体、身躯感觉减退或消失。

（3）共济失调性轻偏瘫：表现为病变对侧纯运动性轻偏瘫和小脑性共济失调，以下肢为重，可有构音不全和眼震。

（4）感觉运动性卒中：多出现偏身感觉障碍，继而出现轻偏瘫，是丘脑后腹核并累及内囊后肢的腔隙性脑梗死所致。

（5）构音不全手笨拙综合征：患者出现严重构音不全，吞咽困难，一侧中枢性面、舌瘫，该侧手轻度无力伴有动作缓慢、笨拙，精细动作完成困难，指鼻试验不准，步态不稳，腱反射亢进和病理反射阳性。

10. 简述蛛网膜下腔出血的诊断依据

（1）突发剧烈头痛伴呕吐、颈项强直等脑膜刺激征，反应迟钝，伴或不伴意识模糊。

（2）查体无局灶性神经系统体征。

（3）颅脑 CT 证实脑池和蛛网膜下腔出现高密度出血征象。

（4）腰穿脑脊液检查可见脑脊液压力明显增高、均匀一致的血性脑脊液。

（5）眼底检查见玻璃体下片块状出血等。

（6）DSA、MR、CTA 等脑血管影像学检查有助于明确病因。

11. 如何识别癫痫持续状态

（1）一次癫痫发作持续 30 分钟以上，或反复多次发作持续 > 30 分钟，且发作间期意识不恢复至发作前的基线状态。

（2）各种类型癫痫发作一次癫痫发作持续时间大大超过该型癫痫发作大多数患者发作的时间，或反复发作，在发作间期患者的意识状态不能恢复到基线状态。

（3）从临床实际出发，全面性惊厥发作持续超过 5 分钟，或非惊厥性发作或部分性发作持续超过 15 分钟，或 5～30 分钟内两次发作间歇期意识未完全恢复者，均应考虑为癫痫持续状态。

12. 简述癫痫持续状态的救治措施

（1）全面性惊厥性癫痫持续状态：①安定类药物为首选药，成年患者应用地西泮缓慢静脉注射，10~20分钟后如复发可酌情重复1次，或肌内注射10mg咪达唑仑、劳拉西泮、苯巴比妥等，直至发作控制后维持治疗。

（2）其他类型癫痫持续状态：非惊厥性癫痫持续状态需要寻找病因，个体化治疗，可临时应用苯二氮䓬类药物。

（3）对症治疗：保持呼吸通畅，必要时吸氧或人工呼吸。进行心电、血压、呼吸、脑电的监测，定时做血气分析、血生化等检查，积极防治并发症，应用抗生素防治感染；高热给予物理降温；纠正酸中毒、低血糖，并予以营养支持。

（4）维持治疗：发作控制后，可给苯巴比妥维持控制。

八、论述题

1. 列表鉴别常见急性脑血管病

鉴别要点	动脉血栓性脑梗死	脑栓塞	脑出血	蛛网膜下腔出血
发病年龄	60岁以上多见	青壮年多见	50~60岁多见	不定
常见病因	动脉粥样硬化	心脏病、房颤	高血压及动脉粥样硬化	动脉瘤、血管畸形
起病状态	安静、血压下降时	不定	活动、情绪激动、血压升高时	活动、激动时
起病速度	较缓（小时、天）	最急（秒、分）	急（分、小时）	急（分）
意识障碍	较少	少、短暂	常有，进行性加重	少、轻、谵妄
头痛呕吐	少有	少有	常有	剧烈
偏瘫等	有	有	多有	多无
脑膜刺激征	无	无	偶有	明显
头颅CT	脑内低密度灶	脑内低密度灶	脑内高密度灶	蛛网膜下腔高密度影
脑脊液	多正常	多正常	血性，压力高	均匀血性
DSA表现	阻塞的血管	阻塞的血管	破裂的血管	动静脉畸形或动脉瘤

2. 试述脑出血急性期的一般治疗

（1）监护：收入重症监护病房，安静卧床休息2~4周，避免情绪激动和不必要搬动。密切观察生命体征、意识障碍水平、瞳孔改变和神经系统定位体征等的变化。保持呼吸道通畅，及时清理口腔分泌物，必要时行气管切开。对于颅内压增高患者，应抬高床头约30°，加强护理，定时翻身拍背，加强口腔护理，防止肺炎、压疮等。

（2）氧疗：有意识障碍、缺氧的患者应给予吸氧。

（3）饮食管理：有消化道出血、意识障碍者宜禁食24~48小时，必要时应排空胃内容物。

（4）维持营养和水电解质平衡：昏迷或有吞咽困难的患者发病后 2~3 天内应给予鼻饲。

（5）头颅降温：头部可用冰帽或冰水以降低脑部温度，降低脑组织的新陈代谢，有利于减轻脑水肿及颅内高压。

3. 试述癫痫的药物治疗原则

（1）确定是否用药：癫痫的诊断一经确立，半年内发作两次以上者，均应及时服用抗癫痫药。但对首次发作、1 年或数年发作 1 次、症状轻、检查无异常者，应密切观察，暂不用药。

（2）选药与用药个体化：按照癫痫的类型选用抗癫痫药，优选单药治疗。从小剂量开始，逐渐增大剂量，使用最少的药物和最小的剂量，直至完全控制癫痫发作，无效时才联合用药。

（3）严密观察药物的不良反应：多数抗癫痫药均有不同程度的不良反应，用药后需及时定期监测血、尿常规，肝肾功能，药物浓度等，调整药量或逐渐更换抗癫痫药。

（4）增减药物、停药及换药原则：增加药量可适当地快，减少药量须慢，且逐一增减，严禁无故减药或停药，以免导致癫痫持续状态。一种一线药物用到最大可耐受剂量仍不能控制发作，可加用另一种药物，但应避免有相似毒副作用的药物叠加。停药应缓慢且逐渐减量，一般全面强直 - 阵挛发作、强直性发作、阵挛性发作完全控制 4~5 年后，失神发作完全控制半年后可考虑停药，停药前缓慢减量过程不少于 1~1.5 年，有自动症者可能需长期服药。

4. 如何评估帕金森病的病情轻重

临床常用 Hoehn - Yahr 5 分期法记录病情轻重，其中 I~II 为早期，IV~V 为晚期。

（1）I 期：单侧肢体症状。

（2）II 期：双侧肢体轻度病变，姿势平衡正常。

（3）III 期：双侧肢体病变伴早期平衡障碍，需要少量他人协助。

（4）IV 期：严重病变，需要较多帮助，但无协助下仍能站立或行走。

（5）V 期：限制在轮椅或床上，完全需要照顾。

5. 试述阿尔茨海默病痴呆阶段的病情分级及其临床表现

痴呆阶段根据认知损害的程度分为轻、中、重 3 度。

（1）轻度：主要表现为近事记忆力下降，对患者的一般生活功能影响不大，但是从事高智力活动的患者会出现工作能力和效率下降。随着病情进展，出现远期记忆减退，部分患者出现视空间障碍，也可出现精神和行为的改变，甚至对亲人漠不关心、情绪不稳。

（2）中度：除记忆障碍继续加重之外，工作、学习新知识和社会接触能力减退，特别是原本已掌握的知识和技能出现明显的衰退，可出现失语、失用、失认等，有些患者会出现癫痫等。患者有较明显的行为和精神异常，容易暴躁，对任何事情提不起兴趣，甚至出现一些丧失羞耻感的行为。

（3）重度：除上述各项症状逐渐加重外，几乎所有的认知领域受损，出现失语、失认、失用。各个方面都需要完全由他人照顾，长期卧床后四肢出现强直或屈曲瘫痪。患者可并发全身系统疾病的症状，如肺部感染、尿路感染、压疮等。

第九篇　理化损伤性疾病 ▷▷▷▷

一、A1 型题

1. 引起肠源性青紫症的毒物是(　　　)
   A. 一氧化碳
   B. 毒蕈
   C. 阿托品
   D. 亚硝酸盐
   E. 甲醇

2. 下列各项，中毒后可出现失明的是(　　　)
   A. 重金属铅
   B. 毒蕈
   C. 阿托品
   D. 亚硝酸盐
   E. 甲醇

3. 呼吸带有苦杏仁味的急性中毒是(　　　)
   A. 有机磷杀虫药中毒
   B. 乙醇中毒
   C. 氰化物中毒
   D. 一氧化碳中毒
   E. 氯丙嗪中毒

4. 治疗磺脲类药物过量引起的低血糖的解毒剂是(　　　)
   A. 奥曲肽
   B. 纳洛酮
   C. 肾上腺素
   D. 胰高血糖素
   E. 氟马西尼

5. 急性有机磷杀虫药中毒出现的毒蕈碱样症状，**不包括**(　　　)
   A. 流涎
   B. 大汗
   C. 恶心
   D. 腹泻
   E. 肌肉震颤

6. 一氧化碳中毒引起机体缺氧的主要机制是(　　　)
   A. 形成碳氧血红蛋白
   B. 抑制组织中氧的释放
   C. 抑制细胞色素氧化酶活性
   D. 抑制胆碱酯酶活性
   E. 形成高铁血红蛋白

7. 救治急性一氧化碳中毒最有效的方法是(　　　)
   A. 面罩吸氧
   B. 高压氧治疗
   C. 人工冬眠
   D. 静脉注射纳洛酮
   E. 人工膜肺

8. 急性乙醇中毒最严重的病理改变是(　　　)

A. 抑制边缘系统 　　　　　B. 抑制肝糖原异生

C. 抑制小脑 　　　　　D. 抑制延髓中枢

E. 导致肝细胞损伤

9. 用于急性乙醇中毒催醒治疗的药物是(　　　)

A. 纳洛酮 　　　　　B. 氟马西尼

C. 肾上腺素 　　　　　D. 尼可刹米

E. 奥曲肽

10. 急性有机磷杀虫药中毒的机制是(　　　)

A. 抑制细胞色素氧化酶 　　　　　B. 抑制胆碱酯酶

C. 抑制单胺氧化酶 　　　　　D. 兴奋胆碱能神经

E. 抑制延髓中枢

11. 治疗急性有机磷杀虫药中毒减轻毒蕈碱样症状的药物是(　　　)

A. 解磷定 　　　　　B. 双复磷

C. 阿托品 　　　　　D. 氯磷定

E. 654 - 2

12. 治疗急性有机磷杀虫药中毒减轻烟碱样症状的药物使用原则是(　　　)

A. 不做常规使用 　　　　　B. 及早、小剂量、反复使用

C. 尽早、足量、重复使用 　　　　　D. 足量、联合、全程使用

E. 小剂量、反复、全程使用

13. 容易引起中暑的原发病，**不包括**(　　　)

A. 甲状腺功能减退症 　　　　　B. 肥胖症

C. 汗腺缺乏症 　　　　　D. 广泛皮肤烧伤

E. 慢性心力衰竭

14. 中暑高热三联征是(　　　)

A. 高热—无汗—昏迷 　　　　　B. 高热—大汗—低血压

C. 高热—低血压—昏迷 　　　　　D. 高热—抽搐—昏迷

E. 高热—无汗—抽搐

15. 救治热射病的关键治疗措施是(　　　)

A. 补充循环血容量 　　　　　B. 补充电解质

C. 快速降温 　　　　　D. 纠正代谢性酸中毒

E. 血液净化

二、A2 型题

1. 患者，男，18 岁。既往有抑郁症病史，与家人争吵后 2 小时被家人发现神志不清，口角大量流涎，呼吸浅缓，呼气有刺激性大蒜味。应首先考虑的诊断是(　　　)

A. 安眠药中毒 　　　　　B. 蛛网膜下腔出血

    C. 一氧化碳中毒   D. 癔症发作

    E. 有机磷杀虫药中毒

2. 患者，男，48 岁。晚餐时大量饮酒后大量呕吐，行走不稳，随后出现深睡不醒。查体：T 35.3℃，P 112 次/分，R 12 次/分，BP 100/66mmHg，浅昏迷状态，双侧瞳孔散大，对光反射迟钝，双肺未见异常，心率 112 次/分，节律规整，腹部未见异常，生理反射迟钝，病理反射（-），布鲁津斯基征（-）。急查血生化示血糖 3.8mmol/L。当前最重要的治疗措施是(　　)

    A. 静脉补液   B. 静脉注射 50% 葡萄糖溶液

    C. 静脉注射纳洛酮   D. 血液透析

    E. 洗胃

3. 患者，男，47 岁。既往有高血压病史，2 小时前在高温及太阳暴晒的环境中高空工作，出现头晕、胸闷、心悸、恶心，随后出现全身瘫软、神志不清，全身皮肤温度明显升高。首要的救治措施是(　　)

    A. 快速将体温降至 39℃ 以下   B. 静脉补液

    C. 应用升压药维持血压   D. 应用纳洛酮催醒

    E. 面罩吸氧

三、B1 型题

    A. 针尖样瞳孔   B. 皮肤黏膜发绀

    C. 皮肤黏膜樱桃红色   D. 意识障碍

    E. 频繁呕吐

1. 急性有机磷杀虫药中毒的特征性体征是(　　)

2. 急性一氧化碳中毒的特征性体征是(　　)

    A. 纳洛酮   B. 氟马西尼

    C. 阿托品   D. 亚甲蓝

    E. 美他多辛

3. 急性麻醉镇痛药中毒的特异性解毒剂是(　　)

4. 急性有机磷杀虫药中毒的特异性解毒剂是(　　)

    A. 1~4 分钟   B. 10~30 分钟

    C. 30~60 分钟   D. 10 分钟~2 小时

    E. 2~4 小时

5. 急性有机磷杀虫药经皮肤中毒症状出现的时间是(　　)

6. 急性有机磷杀虫药经口服中毒症状出现的时间是(　　)

A. 心动过缓　　　　　　　　　B. 呼吸肌麻痹

C. 低血压　　　　　　　　　　D. 共济失调

E. 烦躁不安

7. 阿托品主要对抗的有机磷杀虫药中毒的症状是(　　　)

8. 胆碱酯酶复能剂主要对抗的有机磷杀虫药中毒的症状是(　　　)

A. 体温调节中枢失控　　　　　B. 水钠大量丢失

C. 周围循环衰竭　　　　　　　D. 钾离子大量丢失

E. 脑水肿

9. 热射病的主要发病机制是(　　　)

10. 热痉挛的主要发病机制是(　　　)

四、X 型题

1. 急性中毒的中毒机制是(　　　)

A. 局部刺激　　　　　　　　　B. 组织缺氧

C. 抑制酶的活性　　　　　　　D. 与受体竞争

E. 干扰细胞器功能

2. 可以引起双侧瞳孔缩小的急性中毒是(　　　)

A. 有机磷杀虫剂　　　　　　　B. 氨基甲酸酯类农药

C. 镇静催眠药　　　　　　　　D. 吗啡

E. 肾上腺素类

3. 影响导致急性中毒的毒物毒力的因素是(　　　)

A. 理化性质　　　　　　　　　B. 接触毒物的量

C. 接触毒物的时间　　　　　　D. 进入机体的途径

E. 个体敏感性

4. 可应用血液透析方法清除已吸收的毒物的急性中毒是(　　　)

A. 有机磷杀虫药　　　　　　　B. 苯胺

C. 甲醇　　　　　　　　　　　D. 硝基苯

E. 水杨酸类药

5. 急性乙醇中毒患者可出现的异常表现是(　　　)

A. 代谢性碱中毒　　　　　　　B. 血糖升高

C. 高钾血症　　　　　　　　　D. 肝功能异常

E. 心肌损伤

6. 急性有机磷杀虫药中毒患者出现的毒蕈碱样症状是(　　　)

A. 呼吸道分泌物增加　　　　　B. 心动过速

C. 呕吐及腹痛　　　　　　　　D. 针尖样瞳孔

E. 肌张力增强

7. 急性有机磷杀虫药中毒患者出现的烟碱样症状是（　　）

    A. 心律失常   B. 呼吸肌麻痹

    C. 四肢痉挛   D. 肌震颤

    E. 肌张力增强

8. 救治急性有机磷杀虫药中毒达到"阿托品化"的表现是（　　）

    A. 颜面潮红   B. 心率增快

    C. 口干、皮肤干燥   D. 瞳孔较前扩大

    E. 肺部湿啰音消失

9. 夏季高温高湿季节易发生中暑的慢性病患者是（　　）

    A. 慢性心力衰竭   B. 肥胖症

    C. 大面积烧伤后   D. 硬皮病

    E. 甲状腺功能减退症

10. 中暑患者实验室检查可出现的异常表现是（　　）

    A. 外周血白细胞计数增加   B. 血小板计数减少

    C. 凝血功能异常   D. 电解质紊乱

    E. 肝酶升高

五、名词解释

1. 急性中毒   2. 迟发性脑病   3. 毒蕈碱样症状

4. 阿托品化   5. 中间综合征   6. 热射病

7. 中暑   8. 肠源性青紫症

六、简答题

1. 毒物导致中毒的机制有哪些？

2. 简述急性中毒的治疗原则。

3. 简述急性一氧化碳中毒的临床分级及其主要临床表现。

4. 简述高压氧舱治疗急性一氧化碳中毒的作用机制。

5. 简述急性乙醇中毒的临床分期及各期的主要特点。

6. 如何判断应用阿托品救治急性有机磷杀虫药中毒是否达到阿托品化？

7. 简述依据我国"职业性中暑诊断标准"，中暑的分级诊断。

8. 简述中暑热射病的救治措施。

七、论述题

1. 试述中毒的诊断原则及诊断内容。

2. 如何救治急性乙醇中毒昏迷期的患者？

八、案例分析题

案例一

陈某，男，54岁。用煤炉在密闭房间取暖，晨起被发现神志不清，入院时呈昏睡状态，皮肤及口唇黏膜呈樱桃红色，伴有多汗、呕吐、小便失禁。

查体：T 37.3℃，P 108次/分，R 21次/分，BP 122/60mmHg。神志恍惚呈昏睡状态，皮肤、指甲及口唇黏膜呈樱桃红色，以面颊、前胸和大腿内侧皮肤明显，呼吸节律不规整，双侧瞳孔等大等圆，直径约2.0mm，对光反射迟钝，双肺呼吸音清晰，未闻及啰音，心率108次/分，偶闻及早搏，无心脏杂音，腹部平软，无压痛及反跳痛，四肢肌力3级，肌张力偏低，病理反射（－）。

辅助检查：①血常规：WBC 8.3×10^9/L，N 75%，HGB 13g/L，PLT 210×10^9/L。②动脉血气分析：pH 7.37，PaO_2 80mmHg，$PaCO_2$ 30mmHg，COHb 45%，BE －2.1。③血液生化：AST 30U/L，ALT 34U/L，FPG 5.3mmol/L，CREA 95μmol/L，BUN 5.7mmol/L。④凝血功能：APTT 29秒，INR 0.7，D－二聚体 153μg/L。⑤X线胸片检查：未见明显异常。⑥头颅CT：未见明显异常。⑦脑电图：轻度异常。

根据病史资料，回答问题

1. 初步诊断是什么？病情分级如何？
2. 病历资料中具有诊断价值的信息有哪些？
3. 当前的主要治疗措施有哪些？

案例二

吴某，男，38岁。因晚餐时饮白酒过量后出现神志不清半小时入院。入院时患者呈昏睡状态，伴有频繁恶心、呕吐，面色苍白，皮肤湿冷，尿失禁。

查体：T 35.7℃，P 96次/分，R 12次/分，BP 110/60mmHg。神志不清呈昏睡状态，双侧瞳孔等大等圆，对光反射存在，直径2.5mm，双肺呼吸音清晰，未闻及啰音，心率96次/分，节律规整，未闻及杂音，腹部平软，无压痛及反跳痛，肝脾肋下未触及，病理反射（－）。

辅助检查：①血常规：WBC 9.7×10^9/L，N 76%，HGB 122g/L，PLT 207×10^9/L。②血液生化：AST 40U/L，ALT 52U/L，K^+ 3.6mmol/L，Na^+ 136mmol/L，FPG 4.5mmol/L，CREA 55μmol/L，BUN 4.7mmol/L。③动脉血气分析：pH 7.38，PaO_2 93mmHg，$PaCO_2$ 32mmHg，BE －2.3。④心电图：大致正常心电图。⑤腹部B超：未见明显异常。

根据病史资料，回答问题

1. 初步诊断是什么？评估临床分期的结果是什么？
2. 病历资料中具有诊断价值的信息有哪些？
3. 当前的主要救治措施有哪些？

案例三

徐某，男，45岁。因夫妻争吵自服甲胺磷约250mL，3小时后被人发现急送入院。

入院时患者神志恍惚，烦躁不安，口吐白沫，口角大量流涎，伴有大汗，四肢抽动，呼吸困难，反复呕吐，呕吐物为胃内容物，带有刺激性蒜味。

查体：T 35.6℃，P 48 次/分，R 24 次/分，BP 130/70mmHg。神志恍惚，烦躁不安，皮肤湿冷，口唇略发绀，呼吸急促，双侧瞳孔等大等圆，直径 1mm，对光反射迟钝，双肺呼吸音较弱，可闻及湿啰音，腹部平软，无反跳痛，肠鸣音活跃，病理反射（−）。

辅助检查：①血常规：WBC $10.2 \times 10^9/L$，N 79%，HGB 126g/L，PLT $156 \times 10^9/L$。②动脉血气分析：pH 7.31，PaO_2 50mmHg，$PaCO_2$ 30mmHg，BE −1.3。③全血胆碱酯酶活力（ChE）测定 28%。④血液生化：AST 78U/L，ALT 88U/L，FPG 7.9mmol/L，CREA 76μmol/L，BUN 7.5mmol/L。⑤凝血功能：APTT 21 秒，INR 0.8，D−二聚体 300μg/L。⑥胸部 X 线正位片：两肺纹理明显增粗。

根据病史资料，回答问题

1. 初步诊断和诊断依据是什么？

2. 病情评估的结果及其依据是什么？

3. 当前主要的救治措施有哪些？

案例四

张某，男，44 岁。电工，既往体健，入院前 1 天下午在工地户外工作 4 小时（当天最高气温为 39.3℃，晴天），当时大量出汗，过后大量饮用白开水，因恶心未吃晚餐，约 2 小时后突然出现头痛、头晕，站立不稳，随后出现意识模糊，四肢抽搐并强直，小便失禁，急送诊。

入院体检：T 41.8℃，P 122 次/分，R 34 次/分，BP 160/90mmHg。呈深昏迷，呼吸急促，可闻及鼾鸣音，球结膜水肿，双眼向左侧凝视，瞳孔直径约 6mm，对光反射迟钝，四肢肌张力高，双侧巴宾斯基征阳性。

辅助检查：①血常规：WBC $10.2 \times 10^9/L$，N 79%，HGB 166g/L，PLT $256 \times 10^9/L$。②动脉血气分析：pH 7.31，PaO_2 66mmHg，$PaCO_2$ 34mmHg，BE −1.3。③血液生化：AST 98 U/L，ALT 108U/L，FPG 10.9mmol/L，CREA 116μmol/L，BUN 9.5mmol/L，Na^+122mmol/L，K^+142mmol/L，Ca 1.68mmol/L。④心电图：肢体导联低电压，窦性心动过速。

根据病史资料，回答问题

1. 初步诊断和诊断依据是什么？

2. 分析其主要的发病机制。

3. 当前主要的救治措施有哪些？

参 考 答 案

一、A1 型题

1. D	2. E	3. C	4. A	5. E	6. A	7. B	8. D	9. A	10. B
11. C	12. C	13. A	14. A	15. C					

二、A2 型题

1. E	2. C	3. A							

三、B1 型题

1. A	2. C	3. A	4. C	5. E	6. D	7. A	8. B	9. A	10. B

四、X 型题

1. ABCDE	2. ABCD	3. ABCDE	4. BCDE	5. DE
6. ACD	7. ABCDE	8. ABCDE	9. ABCD	10. ABCDE

五、名词解释

1. **急性中毒**：具有毒性作用的物质在短时间内超量进入人体，造成组织器官功能紊乱和器质性损害，甚至危及生命的全身性或局限性疾病，称急性中毒。

2. **迟发性脑病**：严重急性一氧化碳中毒患者抢救复苏后，经过 2～60 天的 "假愈期"，出现痴呆、木僵、定向障碍、行为异常、震颤麻痹综合征、偏瘫、癫痫及感觉运动障碍等神经系统功能异常的表现，称迟发性脑病。

3. **毒蕈碱样症状**：急性有机磷杀虫药中毒的典型表现，是由于乙酰胆碱对副交感神经末梢兴奋所致的类似毒蕈碱作用的一系列表现，包括流泪、流涎、大汗，呼吸道分泌物增多，发绀、呼吸困难、肺水肿，恶心呕吐、腹痛腹泻、大小便失禁，心动过缓，瞳孔缩小呈针尖样等。

4. **阿托品化**：应用阿托品治疗急性有机磷杀虫药中毒后，患者毒蕈碱样症状明显好转，出现瞳孔较前扩大、口干、皮肤干燥和颜面潮红、肺部湿啰音消失、心率加快等表现，称已达到"阿托品"化。

5. 中间综合征：急性有机磷杀虫药中毒患者在中毒后 1~4 天突然出现不能抬头，眼球活动受限、外展障碍，肢体有不同程度的软弱无力，面瘫，严重者出现呼吸肌麻痹，甚至呼吸衰竭而死亡，因发生在急性中毒胆碱能危象之后，迟发性神经病变发生之前，故称"中间综合征"。

6. 热射病：是中暑的临床类型，是指由于人体受外界环境中热原的作用，体内热量不能通过生理性散热以达到热平衡，致使体内热蓄积而体温升高，体温调节中枢失控，汗腺功能衰竭，使散热量减少，体温骤增而发生的中暑。

7. 中暑：是指在人体长时间暴露于高温或强烈热辐射环境中，引起以体温调节中枢功能障碍、汗腺功能衰竭及水、电解质紊乱等对高温环境适应不全的表现为特点的一组疾病，是夏季高温、高湿度季节常见的急症。

8. 肠源性青紫症：由于亚硝酸中毒产生高铁血红蛋白血症，患者出现发绀，因多数患者经口服毒物中毒而发生，故称肠源性青紫症。

六、简答题

1. 毒物导致中毒的机制有哪些

（1）局部刺激和腐蚀作用：强酸、强碱可吸收组织水分，并与组织蛋白质或脂肪结合，导致细胞变性或坏死，使接触的皮肤或黏膜产生灼伤。

（2）组织和器官缺氧：某些毒物如一氧化碳、氰化物等通过不同途径阻碍氧的吸收、运转和利用，从而引起机体脏器组织缺氧，尤以对缺氧敏感的脑和心肌更易发生损害。

（3）抑制酶的活性：有些毒物通过毒物本身或其代谢产物抑制酶的活性而产生毒性作用。

（4）干扰细胞和细胞器的生理功能：如四氯化碳导致肝细胞坏死；二硝基酚、棉酚等可使细胞线粒体功能异常，影响三磷酸腺苷的形成和贮存。

（5）麻醉作用：有机溶剂和吸入性麻醉药具有强亲脂性，因脑组织和细胞膜脂类含量高，这类化学物质易蓄积于脑细胞膜并进入细胞内，抑制脑功能。

（6）与受体竞争：如阿托品过量时，通过竞争性阻断毒蕈碱受体产生毒性作用。

2. 简述急性中毒的治疗原则

（1）立即脱离中毒现场，留取含毒物送检。

（2）检查并稳定生命体征。

（3）迅速清除体内已被吸收或尚未吸收的毒物。

（4）尽早使用特效解毒药。

（5）对症支持治疗，预防并发症。

3. 简述急性一氧化碳中毒的临床分级及其主要临床表现。

（1）轻度中毒：见于接触 CO 时间短暂，或中毒环境 CO 浓度不高的患者，出现轻度乏氧症状，如不同程度的头晕、头痛、恶心、呕吐、心悸和四肢无力等，原有冠心病的患者可诱发心绞痛发作，脱离中毒环境并吸入新鲜空气或氧疗后，症状可很快缓解。血 COHb 浓度在 10% ~20% 。

（2）中度中毒：出现全身性持续缺氧的表现，胸闷、气短、呼吸困难、幻觉、视物不清、判断力降低、运动失调，查体可见嗜睡、意识模糊甚至浅昏迷，口唇黏膜、甲床可呈樱桃红色，瞳孔对光反射及角膜反射迟钝，氧疗后患者可恢复正常，可无明显并发症及后遗症。血 COHb 浓度在 30% ~40% 。

（3）重度中毒：接触 CO 时间较长或中毒环境 CO 浓度较高的患者，患者迅速出现重度昏迷、呼吸抑制、肺水肿、心律失常或心力衰竭，伴有脑局灶性损害表现，如锥体系或锥体外系损害体征，部分患者因呼吸衰竭短时间内发生死亡。血 COHb 浓度在 40% ~60% 。

4. 简述高压氧舱治疗急性一氧化碳中毒的作用机制

（1）能增加血液中物理溶解氧，提高总体氧含量。

（2）促进氧释放及加速 CO 排出，可迅速纠正组织缺氧，缩短昏迷时间和病程。

（3）对各脏器均有保护作用，尤其对脑功能保护具有所有药物无法替代的作用，还可预防 CO 中毒引发的迟发性脑病。

5. 简述急性乙醇中毒的临床分期及各期的主要特点

（1）兴奋期：血乙醇浓度达到 11mmol/L 时，患者出现头痛、欣快、兴奋。血乙醇浓度超过 16mmol/L，出现健谈、情绪不稳定、自负、易被激怒，可有粗鲁行为或攻击行动，也可表现为沉默、孤僻。血乙醇浓度达到 22mmol/L 时，驾车易发生意外。

（2）共济失调期：血乙醇浓度达到 33mmol/L 时出现运动不协调、行动笨拙、言语含糊不清、眼球震颤、视物模糊、复视、步态不稳等共济失调表现。血乙醇浓度达到 43mmol/L 时，出现恶心、呕吐、困倦等。该期患者易发生意外伤害事件。

（3）昏迷期：血乙醇浓度升至 54mmol/L 时，患者进入昏迷期，表现为昏睡、瞳孔散大、体温降低。血乙醇浓度超过 87mmol/L 时，患者陷入深昏迷状态，出现心率增快、血压下降，呼吸慢而有鼾音，可出现呼吸、循环中枢麻痹而危及生命。

6. 如何判断应用阿托品救治急性有机磷杀虫药中毒是否达到阿托品化

救治急性有机磷杀虫药中毒应早期、足量、联合、重复使用阿托品，根据分泌物多少、体温及脉搏变化调整阿托品用量，当患者出现瞳孔较前扩大、口干、皮肤干燥和颜面潮红，肺部湿啰音消失，心率加快，提示已达到阿托品化，应开始减少阿托品用量。

7. 简述依据我国"职业性中暑诊断标准"，中暑的分级诊断

根据我国《职业性中暑诊断标准及处理原则》（GB11508－89），将中暑分为 3 级。

（1）先兆中暑：在高温环境中劳动一定时间后，出现头昏、头痛、口渴、多汗、全身疲乏、心悸、注意力不集中、动作不协调等症状，体温正常或略有升高。

（2）轻症中暑：除有先兆中暑的症状外，出现面色潮红、大量出汗、脉搏快速等表现，体温升高至 38.5℃以上。

（3）重症中暑：包括热射病、热痉挛和热衰竭 3 型。

8. 简述中暑热射病的救治措施

（1）降温治疗：快速降温是治疗的首要措施。降温目标为在 10~40 分钟内使核心体温迅速降至39℃以下，2 小时降至38.5℃以下。降温措施：①体外降温：迅速降温的金标准是冷水浸浴或冰浸浴，将患者除头以外的身体浸入 2~14℃的冷水中。②体内降温：体外降温无效者，用4℃的 5% 葡萄糖氯化钠注射液静脉滴注或用4℃盐水 200mL 灌胃或灌肠。③药物降温：应用氯丙嗪静脉输注，应密切监测血压。

（2）液体复苏：首选晶体液，第一个 24 小时内输液总量可达 6~10L。

（3）血液净化：体温持续高于40℃、持续无尿、高血钾、严重感染、尿毒症和多器官功能衰竭者，可用床旁血液透析治疗。

（4）对症治疗：保持呼吸道通畅，必要时机械辅助通气；对脑水肿患者予以头部低温、脱水和激素治疗；应用质子泵抑制剂预防上消化道出血；适当应用抗生素预防感染。

七、论述题

1. 试述中毒的诊断原则及诊断内容

（1）诊断原则：①获取毒物接触史：是诊断急性中毒的重要依据。对生活性中毒者，要了解患者的精神状态、服药史等；对职业性中毒，应询问患者的工种、工龄，接触毒物的种类、剂量和时间，环境条件和防护措施等。②询问既往史：对于中毒患者，应了解发病前健康状况、用药及经济情况等既往史。③临床表现：对于既往健康，突然出现原因不明的呕吐、发绀、呼吸困难、惊厥、昏迷、休克者，应考虑中毒的可能。如果患者有明确的毒物接触史，要分析症状、体征的特点，出现时间顺序是否符合该毒物中毒的临床表现规律性，同时进行重点体格检查。④辅助检查：常规留取剩余的毒物或含毒标本如呕吐物、胃内容物、尿、粪、血标本等，进行毒物鉴定分析。⑤诊断性治疗：结合患者对特异性解毒剂试验性治疗的反应，协助诊断。

（2）诊断内容：应包括毒物、中毒途径、中毒程度、并发症及既往重要疾病的诊断。

2. 如何救治急性乙醇中毒昏迷期的患者

（1）一般处理：及时清除咽喉部分泌物，保持呼吸道通畅，加强监护，防止发生窒息，鼻导管吸氧。

（2）促进乙醇（酒精）排出体外：有以下情况者，应考虑洗胃：①饮酒后 2 小时内无呕吐，评估病情可能恶化的昏迷患者。②同时存在或高度怀疑其他药物或毒物中毒。③已留置胃管特别是昏迷伴休克患者，胃管可试用于人工洗胃。

（3）药物治疗：①促进乙醇（酒精）代谢药物：美他多辛用于中、重度中毒特别伴有攻击行为、情绪异常的患者。适当补液及补充维生素 B_1、维生素 B_6、维生素 C，有利于乙醇的氧化代谢。②促醒药物：应用纳洛酮直至患者清醒，也可应用纳美芬。

（4）对症治疗：①静脉补液维持水、电解质和酸碱平衡。②积极防治休克。③烦躁或过度兴奋的患者可小剂量使用地西泮。④发生脑水肿者应及时应用脱水剂或高渗葡萄糖注射液治疗。⑤发生呼吸衰竭时，给予人工辅助呼吸，以维持呼吸功能。⑥注意监测患者的血糖水平，及时补充含糖液体，以免发生低血糖而加重神经系统损伤。

模拟试卷一（适用于九年制、八年制学生）▷▷▷

一、A1 型题（每题 1 分，共计 30 分）

1. 慢性阻塞性肺疾病最重要的环境致病因素是（　　）

    A. 吸烟　　　　　　　　　　　　B. 大气污染

    C. 感染　　　　　　　　　　　　D. 过敏因素

    E. 不良居住环境

2. 支气管哮喘重度发作时，提示病情进一步恶化的临床表现是（　　）

    A. 持续性咳嗽　　　　　　　　　B. 呼吸浅快

    C. 咳大量稀薄痰液　　　　　　　D. 哮鸣音减弱或消失

    E. 窦性心动过速

3. 控制支气管哮喘反复发作首选的药物是（　　）

    A. 吸入型 β_2 受体激动剂　　　　B. 抗胆碱能药

    C. 白三烯调节剂　　　　　　　　D. 吸入型糖皮质激素

    E. 茶碱类

4. 目前诊断肺血栓栓塞症的金标准是（　　）

    A. 血浆 D - 二聚体检测　　　　　B. 放射性核素检查

    C. 超声心动图检查　　　　　　　D. 肺动脉造影

    E. 动脉血气分析

5. 原发性肺癌最常见的组织学类型是（　　）

    A. 腺癌　　　　　　　　　　　　B. 肺泡细胞癌

    C. 小细胞未分化癌　　　　　　　D. 大细胞未分化癌

    E. 鳞状上皮细胞癌

6. 患者因 Horner 征表现就诊，首先考虑的诊断是（　　）

    A. 肺上沟癌　　　　　　　　　　B. 淋巴瘤

    C. 中央型肺癌　　　　　　　　　D. 纵隔肿瘤

    E. 甲状腺癌

7. 慢性肺心病急性期应慎用的药物是（　　）

    A. 硝酸酯类　　　　　　　　　　B. 钙通道阻滞剂

    C. 多巴胺类强心剂　　　　　　　D. 利尿剂

    E. 镇静剂

8. 左冠状动脉前降支病变导致的急性心肌梗死的病变部位是（　　）

A. 左心室前壁 　　　　　　　B. 广泛前壁

C. 室间隔 　　　　　　　　　D. 左心室高侧壁

E. 下壁

9. 最易发作阿 – 斯综合征的心律失常是（　　　）

A. 室上性心动过速 　　　　　B. 频发室性早搏

C. 高度房室传导阻滞 　　　　D. 心房颤动

E. 频发交界性早搏

10. 原发性高血压的易患因素，**不包括**（　　　）

A. 家族遗传因素 　　　　　　B. 长期吸烟

C. 高钠饮食 　　　　　　　　D. 高钾饮食

E. 长期精神紧张

11. 慢性心力衰竭患者最早出现的症状是（　　　）

A. 劳力性呼吸困难 　　　　　B. 夜间阵发性呼吸困难

C. 下肢水肿 　　　　　　　　D. 心动过速

E. 腹胀及腹泻

12. 脑出血患者应给予降压治疗的血压值是（　　　）

A. MAP ＞110mmHg 或 SBP ＞140mmHg

B. MAP ＞120mmHg 或 SBP ＞160mmHg

C. MAP ＞130mmHg 或 SBP ＞160mmHg

D. MAP ＞130mmHg 或 SBP ＞180mmHg

E. MAP ＞130mmHg 或 SBP ＞200mmHg

13. 非甾体类抗炎药引起胃溃疡的主要发病机制是（　　　）

A. 胃排空延迟 　　　　　　　B. 黏膜防御和修复功能减弱

C. 黏膜血流量减低 　　　　　D. 细胞更新能力减弱

E. 胃酸、胃蛋白酶侵蚀因素增强

14. 作为消化性溃疡常规检查并与确定治疗方案有关的辅助检查是（　　　）

A. 电子胃镜 　　　　　　　　B. 粪便隐血试验

C. 血清胃泌素测定 　　　　　D. Hp 检测

E. 胃液分析

15. 肝癌最常见、最早发生的转移方式是（　　　）

A. 直接蔓延 　　　　　　　　B. 淋巴转移

C. 血行转移 　　　　　　　　D. 种植转移

E. 局部转移

16. 溃疡性结肠炎患者常见的共患病，**不包括**（　　　）

A. 糖尿病 　　　　　　　　　B. 结节性红斑

C. 虹膜炎 　　　　　　　　　D. 系统性红斑狼疮

E. 自身免疫性溶血性贫血

17. 下列各项，**不属于**早期胃癌临床特点的是（　　）

    A. 病变仅限于黏膜和黏膜下层　　 B. 无淋巴结转移

    C. 粪便隐血试验可持续阳性　　 D. 内镜下呈小息肉样隆起或凹陷

    E. 治疗以手术切除为主

18. 我国肝硬化的主要病因是（　　）

    A. 慢性酒精中毒　　 B. 非酒精性脂肪性肝病

    C. 病毒性肝炎　　 D. 慢性右心衰竭

    E. 胆汁淤积性肝病

19. 晚期肝硬化最严重的并发症是（　　）

    A. 肝肾综合征　　 B. 肝性脑病

    C. 自发性腹膜炎　　 D. 急性上消化道出血

    E. 门静脉血栓形成

20. 高甘油三酯血症易引发急性胰腺炎的血清检测值是（　　）

    A. $\geqslant 1.71$ mmol/L　　 B. $\geqslant 3.42$ mmol/L

    C. $\geqslant 5.65$ mmol/L　　 D. $\geqslant 8.81$ mmol/L

    E. $\geqslant 11.3$ mmol/L

21. 急性胰腺炎早期液体复苏成功的表现是（　　）

    A. 心率 <100 次/分　　 B. SBP >120mmHg

    C. 尿量 >30mL/（kg·h）　　 D. 血 BUN <7.14mmol/L

    E. 红细胞比容 35% ~44%

22. 诊断骨髓增生异常综合征的核心指标是（　　）

    A. 血液一般检查　　 B. 骨髓培养

    C. 免疫学检测　　 D. 骨髓细胞形态学检查

    E. 血促红细胞生成素检测

23. 慢性肾损伤患者尿蛋白 >300mg/24h 时，控制高血压的目标值是（　　）

    A. ≤160/100mmHg　　 B. ≤150/100mmHg

    C. ≤140/90mmHg　　 D. ≤130/90mmHg

    E. ≤130/80mmHg

24. 蛛网膜下腔出血患者进行脑血管造影检查应在出血后 3 天内进行的主要原因是（　　）

    A. 诊断准确率高　　 B. 对病灶判断准确

    C. 防止诱发急性脑积水　　 D. 防止诱发癫痫发作

    E. 避开脑血管痉挛及再出血高峰期

25. 再生障碍性贫血输血治疗常用的方法是（　　）

    A. 输注新鲜全血　　 B. 输注血小板悬液

C. 输注血浆

D. 输注红细胞悬液

E. 输注过滤红细胞

26. 最常出现中枢神经系统白血病的临床类型是（　　）

A. 慢性髓系白血病

B. 急性淋巴细胞白血病

C. 嗜酸性粒细胞白血病

D. 急性单核细胞白血病

E. 急性红白血病

27. 铁剂治疗缺铁性贫血，血红蛋白恢复正常后仍需继续服用铁剂的原因是（　　）

A. 巩固治疗效果

B. 进一步升高血红蛋白

C. 预防疾病反复

D. 补足贮存铁

E. 降低总铁结合力

28. 原发免疫性血小板减少症的一线治疗措施是（　　）

A. 应用糖皮质激素

B. 应用促血小板生成药

C. 脾切除术

D. 输注血小板悬液

E. 糖皮质激素联合促血小板生成药治疗

29. 反映甲状腺功能及丘脑－垂体－甲状腺轴功能最敏感的检查指标是（　　）

A. 血清 TSH

B. 血清 TT_3

C. 血清 FT_3

D. 甲状腺 MRI

E. 甲状腺摄^{131}I 率

30. 诊断癫痫最重要的客观依据是（　　）

A. 脑电图改变

B. 脑血管造影

C. 颅脑 MRI

D. 癫痫家族史

E. 颅脑外伤史

二、A3 型题（每题 1 分，共计 10 分）

（1～3 题共用病案）

患者，男，67 岁。慢性反复咳嗽、咳痰 15 年，逐年加重。查体胸廓呈桶状，肺部叩诊呈过清音，双肺呼吸音减弱，心浊音界缩小。肺功能检查示 50% ≤FEV_1占正常预计值% <80%，诊断为慢性阻塞性肺疾病Ⅱ级。

1. 该患者病情评估为Ⅱ级的主要依据是（　　）

A. 慢性反复咳嗽、咳痰 15 年

B. 桶状胸

C. 肺部叩诊呈过清音

D. 50% ≤FEV_1占正常预计值% <80%

E. 心浊音界缩小

2. 患者近来受寒后病情加重，查动脉血气分析示 PaO_2 48mmHg，$PaCO_2$ 68mmHg，给予氧疗。目前鼻导管吸氧适宜的氧流量是（　　）

A. 0.5～1.0L/min

B. 1.5～3.0L/min

C. 3.0～4.5L/min

D. 4.5～6.0L/min

E. 6.0～8.0L/min

3. 该患者急性期最常出现的并发症是(　　)

    A. 酸碱失衡　　　　　　　　　　B. 肺性脑病

    C. 心律失常　　　　　　　　　　D. 消化道出血

    E. 肾功能不全

(4～6题共用病案)

患者，女，83岁。有高血压、冠心病病史，近日夜间睡眠中常突然憋醒坐起，伴气促、咳嗽，白天安静时症状不明显，稍事活动即出现心悸、气短、憋闷，食欲下降。入院检查心脏超声示左心房扩大，LVEF 38%，E/A 0.64；心电图示肢体导联低电压，ST－T 缺血性改变；动脉血气分析示 PaO_2 58mmHg，SaO_2 82%。

4. 该患者当前的主要诊断是(　　)

    A. 左心衰竭　　　　　　　　　　B. 癫痫失神发作

    C. 咳嗽变异性哮喘　　　　　　　D. 睡眠呼吸暂停低通气综合征

    E. 心脏神经症

5. 下列检查结果中支持诊断的是(　　)

    A. X 线胸片见胸腔积液　　　　　B. 超声心动图示 LVEF 38%

    C. 超声心动图示 E/A 0.64　　　　D. X 线胸片示左心房扩大

    E. 动脉血气分析 PaO_2 58mmHg

6. 随病情加重患者出现明显的双下肢凹陷性水肿，午后显著，伴夜间不能平卧。应作为基础治疗的药物是(　　)

    A. 氢氯噻嗪　　　　　　　　　　B. 地高辛

    C. 美托洛尔　　　　　　　　　　D. 多巴酚丁胺

    E. 氨氯地平

(7～10题共用病案)

患者，男，25岁。近半年来每遇劳累即出现腹泻伴有腹部隐痛，里急后重，大便4～6次/日，呈少量脓血便，便后腹痛可缓解，近半年体重下降约8kg，多次粪便培养均未见异常。

7. 应首先考虑的诊断是(　　)

    A. 克罗恩病　　　　　　　　　　B. 肠结核

    C. 结肠癌　　　　　　　　　　　D. 溃疡性结肠炎

    E. 肠易激综合征

8. 为确诊应首选的辅助检查是(　　)

    A. 连续多次粪便培养　　　　　　B. 血培养

    C. 免疫功能检查　　　　　　　　D. X 线钡剂灌肠

E. 结肠镜检查

9. 根据病史资料，该患者当前的病情严重程度分级是（　　）

    A. 轻度   B. 中度

    C. 重度   D. 极重度

    E. 暂不能分级

10. 当前应首选的主要治疗是（　　）

    A. 口服泼尼松   B. 口服诺氟沙星

    C. 口服柳氮磺吡啶   D. 手术治疗

    E. 内镜下微创治疗

三、X 型题（每题 1 分，共计 10 分）

1. 下列各项，与特发性间质性肺炎发病有关的是（　　）

    A. 吸烟   B. 接触金属粉尘

    C. 胃食管反流病   D. 肺部病毒感染

    E. 自身免疫因素

2. 按照国际指南，判断心脏骤停的主要依据是（　　）

    A. 突然意识丧失   B. 颈动脉搏动消失

    C. 双侧瞳孔散大   D. 口唇、甲床发绀

    E. 心室颤动

3. 急性上消化道出血患者需紧急输血治疗的指征是（　　）

    A. 体位改变时出现晕厥   B. 失血性休克

    C. 血红蛋白 $<70g/L$ D. 红细胞比容 $<25\%$

    E. 尿量小于 $30mL/h$

4. 急性肾损伤患者出现高钾血症时，可采取的治疗措施包括（　　）

    A. 静脉注射 5% 碳酸氢钠   B. 静脉滴注 10% 葡萄糖酸钙

    C. 静脉注射葡萄糖加胰岛素   D. 口服钾离子结合剂

    E. 血液透析

5. 提示霍奇金淋巴瘤患者预后不良的临床信息是（　　）

    A. 男性性别   B. 患者年龄 ≥45 岁

    C. 外周血白细胞 $≥15×10^9/L$ D. 外周血淋巴细胞占白细胞比例 $<8\%$

    E. 血浆白蛋白 $<40g/L$

6. 我国 2 型糖尿病的控制目标是（　　）

    A. 空腹血糖 3.9～7.2mmol/L   B. 非空腹血糖 $<10mmol/L$

    C. HbA1c $<7.0\%$ D. 体重指数 $<24kg/m^2$

    E. 主动有氧运动 ≥150 分/周

7. 用于诊断甲状腺功能减退症的第一线指标是（　　）

A. TSH   B. TT_3

C. FT_3 D. TT_4

E. FT_4

8. 系统性红斑狼疮患者可安全妊娠的条件是( )

    A. 无重要脏器损伤   B. 细胞毒免疫抑制剂停用半年以上

    C. 泼尼松维持量 <10mg/d   D. 血白细胞计数 $>4 \times 10^9$/L

    E. 病情稳定半年以上

9. 短暂性脑缺血发作患者发病 1 周内应住院治疗的指征是( )

    A. 进行性短暂性脑缺血发作   B. 症状持续超过 1 小时

    C. 栓子来源于心脏   D. 存在高凝状态

    E. $ABCD^2$评分 1 分

10. 诊断帕金森综合征必备的核心运动症状是( )

    A. 姿势平衡障碍   B. 异动症

    C. 运动迟缓   D. 静止性震颤

    E. 肌强直

四、名词解释（每题 2 分，共计 10 分）

1. Ⅱ型呼吸衰竭   2. 急性冠状动脉综合征   3. 无症状性菌尿

4. 糖耐量减低   5. 淡漠型甲亢

五、论述题（每题 10 分，共计 30 分）

1. 试述高血压病的治疗目标及降压药物使用的基本原则。

2. 何谓糖尿病的高危人群？如何识别糖尿病的高危人群？

3. 列表鉴别动脉粥样硬化性脑梗死与脑出血、蛛网膜下腔出血。

六、病案分析题（共计 10 分）

    患者，男，47 岁。反复黑便 2 周，伴呕血 1 天就诊。患者 3 周前因工作原因进食不规律，饮酒频繁，2 周前进食后感上腹不适，偶有嗳气、反酸，自服奥美拉唑后症状可缓解，但发现粪便呈黑色，排便次数较以往增多，2～3 次/日，呈稀便。1 天前进食刺激性食物后即感上腹不适，伴恶心、腹痛，并排出柏油样便约 600mL，随后呕出暗红色血液混有胃内容物约 600mL，站起时晕倒，由家人送来急诊。发病以来无发热，乏力明显，体重无明显变化。既往有 HBsAg 阳性史及胃溃疡病史，间断服用制酸剂治疗。否认高血压、结核病史。

    查体：T 37.7℃，P 122 次/分，R 20 次/分，BP 90/64mmHg。急性病容，皮肤黏膜苍白，前胸可见数个蜘蛛痣，浅表淋巴结未触及肿大，巩膜可疑黄染，双肺未见异常，心率 122 次/分，律齐，腹部稍膨隆，未见腹壁静脉曲张，全腹无压痛及肌紧张，肝肋下未触及，脾肋下触及约6cm，质硬，移动性浊音（+），肠鸣音12次/分。入院后急查血常规示 HGB 58g/L，WBC 11×10^9/L，N 78.9%，PLT 122×10^9/L。

根据以上病史资料，回答问题

1. 请按主次顺序写出该患者的初步诊断。（3分）

2. 进一步明确诊断及评估病情应完成哪些检查？（2分）

3. 给出当前的治疗方案。（5分）

模拟试卷一参考答案 ▷▷▷

一、A1 型题

1. A	2. D	3. D	4. D	5. E	6. A	7. E	8. A	9. C	10. D
11. A	12. D	13. E	14. D	15. C	16. A	17. B	18. C	19. B	20. E
21. D	22. D	23. D	24. E	25. D	26. B	27. D	28. A	29. A	30. A

二、A2 型题

| 1. D | 2. B | 3. A | 4. A | 5. B | 6. A | 7. D | 8. E | 9. B | 10. C |

三、X 型题

| 1. ABCDE | 2. ABE | 3. ABCD | 4. ABCDE | 5. ABCDE |
| 6. ABCDE | 7. ADE | 8. ABC | 9. ABCD | 10. CDE |

四、名词解释

1. Ⅱ型呼吸衰竭：是根据动脉血气分析结果分型的呼吸衰竭的类型，是指呼吸衰竭的患者在 $PaO_2 < 60mmHg$ 的同时伴有 $PaCO_2 > 50mmHg$，临床多见于慢性阻塞性肺疾病患者。

2. 急性冠状动脉综合征：是指因冠状动脉粥样硬化斑块不稳定而发生破裂或糜烂，以继发完全或不完全闭塞性血栓形成为病理基础，导致的急性心肌缺血的临床综合征，包括不稳定型心绞痛、非 ST 段抬高型心肌梗死、ST 段抬高型心肌梗死和冠心病猝死。

3. 无症状性菌尿：是指患者尿培养有真性菌尿，而无尿路感染的症状，尿常规可无明显异常或仅有白细胞增加，致病菌多为大肠埃希菌，可无急性尿路感染病史或由症状性尿路感染演变而来。

4. 糖耐量减低：是指 OGTT 结果显示患者 FPG < 7.0mmol/L 且 2hPG 在 7.8 ~ 11.1mmol/L 的病理状态，部分患者进展为 2 型糖尿病。

5. 淡漠型甲亢：是指甲亢起病隐匿，高代谢症候群、甲状腺肿大、眼征均不显著，多表现为淡漠、乏力、反应迟钝、消瘦等，多见于老年人。

五、论述题

1. 试述高血压病的治疗目标及降压药物使用的基本原则。

（1）治疗目标：①一般患者应将血压降至 140/90mmHg 以下。②≥65 岁患者，可将收缩压控制在 150mmHg 以下，如能耐受可进一步降低。③伴有肾病、糖尿病或病情稳定的冠心病患者，一般应将血压降至 130/80mmHg 以下。④脑卒中后的高血压患者，血压控制目标小于 140/90mmHg。⑤舒张压低于 60mmHg 的冠心病患者，应密切监测血压的情况使血压逐渐达标。

（2）药物治疗原则：①小剂量：对于轻、中高血压患者宜从小剂量或一般剂量开始，2～3 周后如血压未能满意控制可增加剂量或换用其他类药。②优选长效制剂：尽可能用每日 1 片的长效制剂，便于长期治疗且可减少血压波动。③联合用药：必要时可用 2 种或 2 种以上药物联合治疗，联合用药可减少每种用药剂量，减少副作用而降压作用增强。④个体化：强调根据每个患者的具体血压情况及共患病情况制定个体化的治疗及随访方案。

2. 何谓糖尿病的高危人群？如何识别糖尿病的高危人群？

（1）概念：糖尿病的高危人群是指年龄超过 18 岁，存在一个及以上高危因素的个体。

（2）高危因素：①年龄≥40 岁。②有糖尿病前期病史。③体重指数≥24kg/m^2 或中心性肥胖（腰围：男性≥90cm，女性≥85cm）。④缺乏体力活动。⑤一级亲属中有 2 型糖尿病患者。⑥有巨大胎儿生产史或妊娠期糖尿病病史。⑦有高血压或正在降压治疗。⑧有血脂异常或正在进行调脂治疗。⑨有动脉粥样硬化性心脑血管病史。⑩有一过性类固醇糖尿病史。⑪有多囊卵巢综合征病史。⑫长期使用抗精神病或抗抑郁药治疗。

3. 列表鉴别动脉粥样硬化性脑梗死与脑出血、蛛网膜下腔出血。

鉴别要点	动脉血栓性脑梗死	脑出血	蛛网膜下腔出血
发病年龄	60 岁以上多见	50～60 岁多见	不定
常见病因	动脉粥样硬化	高血压及动脉粥样硬化	动脉瘤、血管畸形
起病状态	多于安静时或血压下降时	活动、情绪激动、血压升高时	活动、情绪激动时
起病速度	较缓（数小时或数天病情达到高峰）	急（数分钟或数小时病情达到高峰）	急（数分钟病情达到高峰）
意识障碍	较少出现	常有，并进行性加重	少见，较轻，可出现谵妄
头痛、呕吐	少有	常有，可较剧烈	剧烈，呈炸裂样
偏瘫等	有，常见	多有，常见	多无
脑膜刺激征	无	偶有	均有，明显
头颅 CT 改变	脑内低密度灶	脑内高密度灶	蛛网膜下腔高密度影
脑脊液	多正常	可呈血性，压力升高	呈均匀血性，压力升高
脑血管造影	可见阻塞相关血管	可见破裂相关血管	可见动静脉畸形或动脉瘤

六、病案分析题

1. 请按主次顺序写出该患者的初步诊断。（3 分）

（1）急性上消化道出血。

（2）消化性溃疡。

（3）慢性病毒性乙型肝炎。

（4）肝硬化。

（5）失血性贫血。

2. 进一步明确诊断及评估病情应完成哪些检查？（2 分）

（1）复查血常规及血型。

（2）粪常规及隐血试验。

（3）急诊电子胃镜，必要时进行活组织检查及内镜下止血治疗。

（4）血液生化检查，包括肝肾功能、血电解质、血糖、淀粉酶等。

（5）腹部超声。

（6）凝血功能检测。

3. 给出当前的治疗方案。（5 分）

（1）一般治疗：①绝对卧床，保持呼吸道通畅，避免呕出物反流引起窒息。②氧疗。③暂禁食。④严密监测生命体征，如心率、血压、呼吸、尿量及神志变化及心电图。⑤观察呕血与黑便情况。⑥定期复查血常规及血尿素氮等。

（2）积极补充血容量（容量复苏）：建立有效的静脉输液通道，尽快补充血容量，出血未控制时采用限制性液体复苏和允许性低血压复苏策略，将收缩压维持在 80～90mmHg。若出血已控制，应根据患者基础血压水平及时调整液体用量。

（3）止血措施：患者为非静脉曲张性出血，止血措施如下：①提高胃内 pH 值：常规应用质子泵抑制剂静脉注射。②内镜治疗：可判断活动性出血部位并进行内镜下止血治疗。

（4）其他：①输血治疗：患者目前病情评估结果暂时不需要输血治疗，但应注意复查血常规，并做好输血前的相关准备。②患者既往有病毒性乙型肝炎病史，病情平稳后应进行相关辅助检查以明确诊断，并进行病情评估。③对症治疗。

模拟试卷二（适用于五年制学生）▷▷▷▷

一、A1 型题（每题1分，共计30分）

1. 慢性支气管炎发生与发展的重要因素是（　　）
   - A. 遗传因素
   - B. 气候变化
   - C. 过敏因素
   - D. 感染
   - E. 长期吸烟

2. 慢性阻塞性肺疾病患者缓解期需要长期氧疗的指征是（　　）
   - A. $PaO_2 \leqslant 55mmHg$
   - B. $PaCO_2 > 65mmHg$，
   - C. $SaO_2 < 90\%$
   - D. 红细胞比积 $> 45\%$
   - E. 肺动脉压 $> 25mmHg$

3. 慢性肺心病肺动脉高压形成的因素，**不包括**（　　）
   - A. 肺血管重构
   - B. 高碳酸血症
   - C. 呼吸中枢功能异常
   - D. 长期缺氧
   - E. 血容量及血液黏滞度增加

4. 适用于夜间哮喘发作的药物是（　　）
   - A. 茶碱控释片
   - B. 美托洛尔缓释片
   - C. 喘定片
   - D. 丙二酸倍氯米松气雾剂
   - E. 沙丁胺醇气雾剂

5. 肺栓塞最常见的栓子来源是（　　）
   - A. 盆腔静脉血栓
   - B. 下肢深静脉血栓
   - C. 脂肪栓
   - D. 转移性癌栓
   - E. 心房附壁血栓

6. 慢性呼吸衰竭最常见的酸碱失衡类型是（　　）
   - A. 呼吸性碱中毒
   - B. 呼吸性酸中毒
   - C. 代谢性碱中毒
   - D. 代谢性酸中毒
   - E. 复合型酸碱失衡

7. 成人现场心肺复苏中最重要的环节是（　　）
   - A. 口对口人工呼吸
   - B. 胸外心脏按压和早期除颤
   - C. 简易呼吸器的使用
   - D. 心腔内注射肾上腺素
   - E. 气管插管机械通气

8. 慢性左心衰竭的体征中，最有助于诊断的是（　　）

A. S₁低钝

B. P₂亢进

C. 心率增快

D. 收缩期杂音

E. 舒张期奔马律

9. 心力衰竭的基本病因中，属于增加左心室容量负荷的是（　　）

    A. 主动脉瓣关闭不全

B. 主动脉瓣狭窄

    C. 二尖瓣狭窄

D. 肺动脉瓣狭窄

    E. 室间隔缺损

10. 类风湿关节炎最早出现的关节表现是（　　）

    A. 关节疼痛

B. 对称性关节肿

    C. 关节周围红肿

D. 关节畸形

    E. 晨僵

11. 等同于心脏骤停的心律失常类型是（　　）

    A. 室性心动过速

B. 快速室率性房颤

    C. 心室颤动

D. 三度房室传导阻滞

    E. 病态窦房结综合征

12. 可以明确心瓣膜病的类型及程度的辅助检查是（　　）

    A. X 线平片

B. 胸部 CT

    C. 心脏超声

D. 放射性核素

    E. 心脏磁共振

13. 痛风患者应禁用或慎用的降压药物是（　　）

    A. 噻嗪类利尿剂

B. 血管紧张素转化酶抑制剂

    C. 钙通道阻滞剂

D. α 受体阻滞剂

    E. β 受体阻滞剂

14. 常在夜间出现疼痛，以空腹痛为特点的疾病是（　　）

    A. 胃溃疡

B. 十二指肠溃疡

    C. 慢性胆囊炎

D. 急性胰腺炎

    E. 晚期胃癌

15. 下列各项，**不属于**胃癌癌前状态的是（　　）

    A. 萎缩性胃炎

B. 胃溃疡

    C. 胃息肉

D. 胃平滑肌瘤

    E. 胃大部切除术后残胃

16. **不属于**溃疡性结肠炎粪便检查结果的是（　　）

    A. 大量红细胞

B. 大量白细胞

    C. 可见巨噬细胞

D. 培养可见致病菌

    E. 呈黏液脓血便

17. 脑出血急性期颅脑 CT 的主要表现是（　　）

A. 起病后即可见低密度影　　　B. 起病后即可见高密度影

C. 起病后 24 小时内无变化　　　D. 脑室内高密度影

E. 脑池内高密度影

18. 治疗肝硬化轻度腹水首选的利尿剂是(　　　)

    A. 甘露醇　　　　　　　　　　B. 利尿酸钠

    C. 螺内酯　　　　　　　　　　D. 氢氯噻嗪

    E. 呋塞米

19. 慢性肾小球肾炎的常规治疗，**不包括**(　　　)

    A. 应用激素及细胞毒药物　　　B. 积极控制血压

    C. 优质蛋白饮食及低磷饮食　　D. 避免有损肾功能的因素

    E. 应用血小板解聚药

20. 胃食管反流病有夜间酸突破的患者，应采取的治疗措施是(　　　)

    A. 联合使用质子泵抑制剂　　　B. 联合使用 H_2 受体拮抗剂

    C. 根治 Hp 四联疗法　　　　　D. 抗反流手术治疗

    E. 内镜下射频消融术

21. 癫痫的药物治疗原则，**错误**的是(　　　)

    A. 首次发作即应开始药物治疗　B. 根据发作类型选择药物

    C. 减药量应缓慢　　　　　　　D. 增加药量可适当快

    E. 严密观察药物不良反应

22. 导致肾性骨病的最主要原因是(　　　)

    A. 活性维生素 D_3 缺乏　　　　B. 继发甲状旁腺功能亢进

    C. 营养不良　　　　　　　　　D. 铝中毒

    E. 铁负荷减少

23. 成人缺铁性贫血最常见的病因是(　　　)

    A. 食物中铁缺乏　　　　　　　B. 慢性失血

    C. 铁吸收障碍　　　　　　　　D. 遗传性因素

    E. 慢性感染

24. 系统性红斑狼疮患者远期死亡的主要原因是(　　　)

    A. 多系统器官功能障碍　　　　B. 严重感染

    C. 慢性肾衰竭　　　　　　　　D. 心力衰竭

    E. 严重贫血

25. 与原发性再生障碍性贫血发病有关的疾病是(　　　)

    A. 造血系统肿瘤　　　　　　　B. 骨髓纤维化

    C. 营养性贫血　　　　　　　　D. 病毒感染

    E. 系统性红斑狼疮

26. 急性肾盂肾炎选择抗生素的依据是(　　　)

A. 症状轻重　　　　　　　　　　B. 尿中细菌计数

C. 尿沉渣涂片检查结果　　　　　D. 尿培养及药物敏感试验

E. 血培养结果

27. 易出现神经系统白血病的白血病类型是(　　　)

　A. 急性淋巴细胞白血病　　　　B. 急性单核细胞白血病

　C. 慢性髓细胞白血病　　　　　D. 急性红白血病

　E. 低增生性白血病

28. 诊断骨髓增生异常综合征的必要条件是(　　　)

　A. 骨髓片中血细胞发育异常　　B. 一系或多系血细胞减少持续 4 个月

　C. 骨髓象中原始细胞增多　　　D. 骨髓增生异常综合征相关表型异常

　E. 有骨髓增生异常综合征相关的染色体异常

29. 中度甲亢患者的基础代谢率是(　　　)

　A. 5% ~ 10%　　　　　　　　　B. 10% ~ 15%

　C. 15% ~ 30%　　　　　　　　D. 30% ~ 60%

　E. 60% ~ 75%

30. 下列疾病中首选糖皮质激素治疗的是(　　　)

　A. 骨髓增生异常综合征　　　　B. 再生障碍性贫血

　C. 急性白血病　　　　　　　　D. 慢性髓系白血病

　E. 原发免疫性血小板减少症

二、A2 型题（每题 1 分，共计 10 分）

1. 患者，男，29 岁。平素健康，聚餐饮酒后回家途中淋雨，数小时后出现寒战、高热，伴咳嗽、咳痰、胸痛，听诊右肺下呼吸音减低，可闻及支气管呼吸音。应首先考虑的诊断是(　　　)

　A. 肺炎链球菌肺炎　　　　　　B. 支原体肺炎

　C. 浸润性肺结核　　　　　　　D. 支气管扩张症

　E. 急性肺脓肿

2. 患者，男，64 岁。嗜烟 30 余年，因咳嗽 1 个月不愈就诊，呈刺激性干咳，伴胸部闷痛、午后低热，体重下降，支气管镜检查近右肺门处可见不规则肿物，明显向周围组织浸润，组织学检查见癌细胞呈梭形，体积小，胞浆少。应首选的初始治疗措施是(　　　)

　A. 化疗　　　　　　　　　　　B. 手术治疗

　C. 靶向治疗　　　　　　　　　D. 生物反应调节剂

　E. 肺移植

3. 患者，男，61 岁。慢性阻塞性肺疾病病史 10 余年，近 3 年来反复出现双下肢水肿，3 天前受凉后病情加重，随后出现神志恍惚、纳差、口唇发绀。为明确患者是否发

生呼吸衰竭，最有意义的检查是(　　　)

  A. 动脉血气分析   B. 血生化

  C. 肺功能   D. 胸部 CT

  E. 血液流变学

  4. 患者，男，64 岁。心前区剧痛 2 小时就诊。查体：BP 120/65mmHg，端坐呼吸，两肺底闻及湿啰音，心率 122 次/分，律齐，S_1 减弱，闻及 S_3。心电图示 $V_1 \sim V_5$ 导联见病理性 Q 波及 ST 段上抬。目前应禁用的药物是(　　　)

  A. 吗啡   B. 硝酸甘油

  C. 毛花苷 C   D. 阿司匹林

  E. 地西泮

  5. 患者，女，46 岁。半年来上腹部隐痛、腹胀，食欲减退，消瘦无力，胃镜检查示胃体前壁黏膜呈颗粒样，粗糙不平，有红白相间征象，黏膜活检见淋巴细胞及浆细胞浸润。应考虑的诊断是(　　　)

  A. 浅表性胃炎   B. 萎缩性胃炎

  C. 糜烂性胃炎   D. 早期胃癌

  E. 腐蚀性胃炎

  6. 患者，女，37 岁。慢性腹泻 4 年余，大便每天 4 ~ 5 次，常带少量脓血，反复粪便培养（－）。结肠镜检查见乙状结肠、直肠黏膜充血，有多发小溃疡。首选的治疗药物是(　　　)

  A. 柳氮磺吡啶   B. 氟哌酸

  C. 泼尼松   D. 甲硝唑保留灌肠

  E. 乳酸杆菌制剂

  7. 患者，女，42 岁。尿少 2 周，夜间不能平卧 2 天就诊，既往有慢性肾炎病史 12 年，查体 BP 180/100mmHg。辅助检查：HGB 62g/L，CO_2CP 12mmol/L，血 Cr 880μmol/L。患者入院当晚出现气促，心率 122 次/分，双肺底闻及湿啰音。当前最有效的治疗是(　　　)

  A. 静注毛花苷 C   B. 血液透析

  C. 快速利尿   D. 静滴多巴胺

  E. 静滴硝普钠

  8. 患者，男，69 岁。近日夜间睡眠中常突然憋醒坐起，伴气促、咳嗽，日常自理即出现心悸气短、憋闷，食欲下降，既往有高血压病、冠心病病史。有助于诊断的检查结果是(　　　)

  A. 血浆脑钠肽明显升高   B. 外周血嗜酸性粒细胞升高

  C. 血沉增快   D. 尿蛋白阳性

  E. 心电图见频发室性早搏

  9. 患者，女，29 岁。妊娠 5 月，因多汗、腹泻、性情急躁、失眠就诊。辅助检查：

颈部增粗，双侧甲状腺Ⅱ度肿大，血 TSH 降低，FT_3、FT_4 升高。最适当的初始治疗是(　　)

    A. 甲状腺次全切除术   B. 最小有效剂量硫脲类药口服

    C. 放射性碘治疗   D. 普萘洛尔口服

    E. 甲巯咪唑口服

10. 患者，女，27 岁。四肢关节疼痛 7 个月，近 2 个月出现面颊部对称性红斑，反复发作口腔溃疡。外周血白细胞 $2.4 \times 10^9/L$，血沉 47mm/h。最可能的诊断是(　　)

    A. 类风湿关节炎   B. 系统性红斑狼疮

    C. 风湿热   D. 再生障碍性贫血

    E. 骨髓增生异常综合征

三、X 型题（每题 1 分，共计 10 分）

1. 原发性肺癌患者肺内转移的表现是(　　)

    A. 患侧胸痛   B. 吸气性呼吸困难

    C. 声音嘶哑   D. Horner 综合征

    E. 咯血

2. 难治性高血压的常见原因是(　　)

    A. 治疗依从性差   B. 体重增加

    C. 容量负荷过重   D. 存在未觉察的继发原因

    E. 患者高龄

3. 初级心肺复苏的内容包括(　　)

    A. 胸外心脏按压   B. 早期除颤

    C. 开放气道   D. 人工呼吸

    E. 脑复苏

4. 诊断肾病综合征的必备条件是(　　)

    A. 大量蛋白尿   B. 高度水肿

    C. 高甘油三酯血症   D. 低蛋白血症

    E. 高胆固醇血症

5. 急性肾损伤少尿期内环境紊乱的表现是(　　)

    A. 高钾血症   B. 高镁血症

    C. 高磷血症   D. 低钠血症

    E. 低钙血症

6. 动脉粥样硬化性心血管疾病的高危人群包括(　　)

    A. 吸烟   B. 体重指数 $\geq 28kg/m^2$

    C. $HDL - C < 1mmol/L$ D. 非 $HDL - C \geq 5.2mmol/L$

    E. $SBP \geq 160mmHg$ 或 $DBP \geq 100mmHg$

7. 我国 2 型糖尿病的控制目标是(　　　)

    A. 空腹血糖 3.9 ~ 7.2mmol/L　　　B. 非空腹血糖 < 10mmol/L

    C. HbA1c < 7.0%　　　　　　　　　D. 体重指数 < 24kg/m^2

    E. 主动有氧运动 ≥ 150 分/周

8. 纳入系统性红斑狼疮诊断标准的免疫学检测指标是(　　　)

    A. 抗 dsDNA 抗体　　　　　　　　B. 抗 Sm 抗体

    C. 抗核抗体　　　　　　　　　　　D. 补体 C_3、C_4

    E. 抗中性粒细胞胞浆抗体

9. 急性中毒的中毒机制是(　　　)

    A. 局部刺激　　　　　　　　　　　B. 组织缺氧

    C. 抑制酶的活性　　　　　　　　　D. 与受体竞争

    E. 干扰细胞器功能

10. 诊断帕金森综合征必备的核心运动症状是(　　　)

    A. 姿势平衡障碍　　　　　　　　　B. 异动症

    C. 运动迟缓　　　　　　　　　　　D. 静止性震颤

    E. 肌强直

四、名词解释（每题 2 分，共计 10 分）

1. 咳嗽变异性哮喘　　2. 单纯收缩期高血压　　3. 肝性脑病

4. 晨僵　　　　　　　5. 癫痫持续状态

五、论述题（每题 10 分，共计 30 分）

1. 试述支气管哮喘的诊断依据。

2. 试述降压药物的使用原则并简述常用降压药物分类及其主要的降压机制。

3. 试述贫血的治疗。

六、病例分析题（共计 10 分）

患者，女，73 岁。突发胸骨后疼痛 1 小时就诊。患者 1 小时前情绪激动后突发胸骨后疼痛，伴强烈的憋闷感、大汗、恶心，自行舌下含服速效救心丸 5 粒疼痛未缓解。既往有高血压病史 20 余年，按医嘱服用降压药治疗。无冠心病、糖尿病病史。其父亲于 62 岁时死于急性心肌梗死。

查体：T 36.9℃，P 122 次/分，R 21 次/分，BP 100/60mmHg。神志清，口唇无发绀，双肺呼吸音清晰，未闻及干、湿啰音，心率 122 次/分，节律规整，心音低钝，未闻及杂音。腹软，肝、脾肋下未触及，双下肢无水肿。

辅助检查：①血心肌损伤标记物：CK 152IU/L，CK – MB 8IU/L，肌钙蛋白 T 0.11ng/mL（正常值 < 0.05ng/mL）。②心电图：检查结果见图。

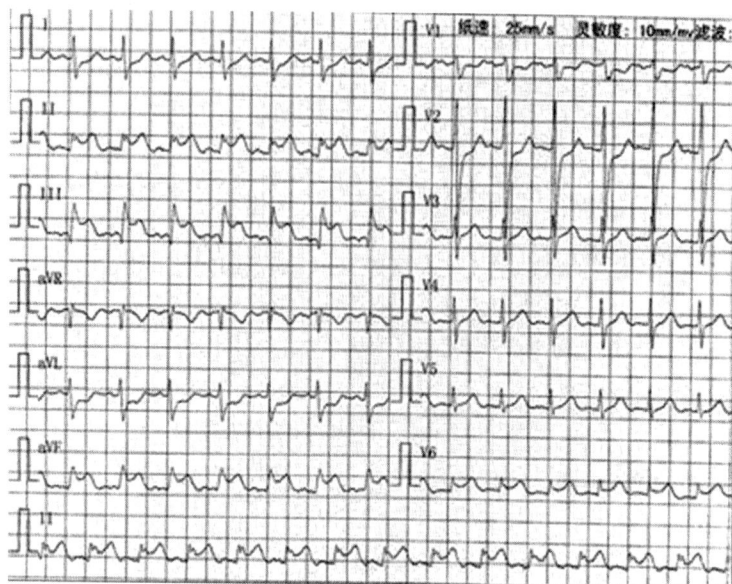

根据以上病史资料，回答问题

1. 该患者的初步诊断是什么？

2. 进一步确诊应给予哪些检查？

3. 治疗原则是什么？

模拟试卷二参考答案 ▷▷▷

一、A1 型题

1. D	2. A	3. C	4. A	5. B	6. B	7. B	8. E	9. A	10. A
11. C	12. C	13. A	14. B	15. D	16. D	17. B	18. C	19. A	20. B
21. A	22. B	23. B	24. C	25. E	26. D	27. A	28. B	29. D	30. E

二、A2 型题

1. A	2. A	3. A	4. C	5. B	6. A	7. B	8. A	9. B	10. B

三、X 型题

1. ABCD	2. ABCD	3. ABCD	4. AD	5. ABCDE
6. ABCDE	7. ABCDE	8. ABC	9. ABCDE	10. CDE

四、名词解释

1. 咳嗽变异性哮喘：不典型哮喘患者发作时主要表现为刺激性干咳，咳嗽较剧烈，夜间咳嗽为其重要特征，部分患者有季节性，在剧烈咳嗽时可伴有呼吸不畅、胸闷、呼吸困难等表现，按哮喘治疗有效。

2. 单纯收缩期高血压：患者血压特点是收缩压≥140mmHg 同时舒张压＜90mmHg，称单纯收缩期高血压，多见于老年高血压患者。

3. 肝性脑病：肝硬化患者肝功能衰竭时，肠道和体内一些可以影响神经活性的毒性产物，未被肝脏解毒和清除，经门静脉与腔静脉间的交通支进入体循环，透过通透性改变的血脑屏障进入脑部，导致大脑功能紊乱，主要表现为神经和精神异常。

4. 晨僵：类风湿关节炎患者晨起时受累关节出现较长时间的僵硬、胶黏着样感觉，晨起时明显，活动后感觉减轻，一般持续 1 小时以上。

5. 癫痫持续状态：一次癫痫发作（包括各种类型癫痫发作）持续时间明显超过该

型癫痫发作大多数患者的发作时间，或反复发作，在发作间期患者的意识状态不能恢复到基线状态，感染、中毒、代谢障碍、循环衰竭、突然停抗癫痫药等为常见诱因，致残率和死亡率均高。

五、论述题

1. 试述支气管哮喘的诊断依据。

（1）反复发作喘息、气急、胸闷或咳嗽，多与接触变应原，冷空气，物理、化学性刺激，病毒性上呼吸道感染，运动等有关。

（2）发作时在双肺可闻及散在或弥漫性、以呼气相为主的哮鸣音，呼气相延长。

（3）上述症状可经治疗缓解或自行缓解。

（4）除外其他疾病所引起的喘息、气急、胸闷和咳嗽。

（5）临床表现不典型者（如无明显喘息或体征）应有下列3项中至少1项阳性：①支气管激发试验阳性。②支气管舒张试验阳性。③PEF昼夜变异率>10%，或PEF周变异率>20%。

符合以上1至4项的临床表现，或符合第4项及第5项任意1条，即可诊断为哮喘。

2. 试述降压药物的使用原则并简述常用降压药物分类及其主要的降压机制。

（1）使用原则：①小剂量：初始治疗时通常应采用较小的有效治疗剂量，并根据需要逐步增加剂量。②优先选择长效制剂：尽可能使用每天1次给药而有持续24小时降压作用的长效药物，以有效控制夜间血压与晨峰血压，更有效预防心脑血管并发症的发生。③联合用药：既增加降压效果又不增加不良反应，在低剂量单药治疗疗效不满意时，可以2种或多种降压药物联合应用。④个体化：根据患者具体情况和耐受性及个人意愿或长期承受能力，选择适合患者的降压药物。

（2）常用药物分类及其降压机制：①钙通道阻滞剂（CCB）：主要通过阻断血管平滑肌细胞上的钙离子通道发挥扩张血管、降低血压的作用。②血管紧张素转化酶抑制剂（ACEI）：作用机制是抑制血管紧张素转化酶，阻断肾素－血管紧张素系统发挥降压作用。③血管紧张素Ⅱ受体拮抗剂（ARB）：作用机制是阻断血管紧张素Ⅱ受体发挥降压作用，产生具有ACEI相似的血流动力学效应。④β受体阻滞剂：主要通过抑制过度激活的交感神经活性、抑制心肌收缩力、减慢心率而发挥降压作用。⑤利尿剂：通过利钠排水、降低高血容量负荷发挥降压作用。

3. 试述贫血的治疗。

（1）病因治疗：首先要消除导致贫血的病因。

（2）补充造血原料：营养性贫血应积极补充铁剂、维生素B_{12}或叶酸等造血原料；非营养不良性贫血补充造血原料多无效。

（3）刺激红细胞生成：对再生障碍性贫血、阵发性睡眠性血红蛋白尿、骨髓增生异常综合征可给予雄激素类药物刺激红细胞生成。促红细胞生成素多用于骨髓衰竭性疾病贫血、癌性贫血、肾性贫血。

（4）免疫抑制：对于自身免疫性溶血性贫血、阵发性睡眠性血红蛋白尿、纯红细胞再生障碍性贫血患者可以应用糖皮质激素，再生障碍性贫血及某些类型的骨髓增生异常综合征，可选环孢素 A、糖皮质激素、抗胸腺细胞球蛋白、抗淋巴细胞球蛋白。

（5）脾切除术：可去除红细胞的破坏场所，主要用以治疗脾功能亢进所致的贫血和遗传性球形细胞增多症等。

（6）输血：急性大量失血引起的贫血应积极输血。重度贫血应考虑输血。难治性贫血如再生障碍性贫血、骨髓增生异常综合征、重型地中海贫血等须长期反复输注红细胞。

（7）造血干细胞移植：主要用于重型再生障碍性贫血及重症 β 地中海贫血。

（8）贫血患者的管理：贫血患者的管理需要多学科协同合作。

六、病例分析题

1. 该患者的初步诊断是什么？

（1）急性下壁心肌梗死（ST 段抬高型心肌梗死）。

（2）窦性心动过速。

（3）高血压病。

2. 进一步确诊应给予哪些检查？

（1）复查心肌损伤标志物。

（2）随访复查心电图。

（3）急诊冠脉造影。

（4）血液生化指标：包括肝肾功能、血电解质、血脂四项、血糖等。

（5）凝血功能指标检查。

3. 治疗原则是什么？

（1）尽快恢复心肌血供，做到在患者到达医院 30 分钟内开始溶栓或 90 分钟内开始介入治疗，挽救濒死心肌，缩小心肌缺血范围，防止梗死面积扩大。

（2）保护和维持心脏功能，及时处理心律失常、心力衰竭和各种并发症，防止猝死。

（3）不但使患者安全度过急性期，且保持尽可能多的有功能的心肌，以利于患者康复。